JN033653

Let's ask a doctor mental health

心のお医者さんに聞いてみよう

対人関係がうまくいく「大人の自閉スペクトラム症」の本

正しい理解と生きづらさの克服法

小児精神神経科医・どんぐり発達クリニック院長
宮尾益知 監修

大和出版

はじめに

自閉スペクトラム症(ASD)は、発達障害のひとつで、社会性・対人関係に困難を生じやすく、強いこだわりや感覚過敏などの特徴があります。

スペクトラムと呼ばれるのは、虹のように症状に段階があり、個人差が大きいためです。なかでも知的障害のないASDは、かつてアスペルガー症候群と呼ばれていました。幼少期から社会生活のトレーニングを受けることで、アスペルガー症候群の生きづらさは軽減されますが、なかには過去に見過ごされ、社会に出てからつまずく人がいます。

本書は、とくに青年期以降に「自閉スペクトラム症」と診断された人のためのコミュニケーションの手引書です。私たちの生きる社会は「定型発達」の一般の人によって回っています。この定型発達の人とASDの人の見ている世界の違いを紐解きながら、そこに生じる溝を埋める方法を紹介します。

AI技術の進歩により、ASDの研究も進んでいます。ロボットなどがASDのコミュニケーションツールとしても注目されています。最新の知見も紹介したいと思います。

本書が、本人と、本人を支えるご家族のつらい現状を乗り越えるための手助けとなることを願っています。

小児精神神経科医・どんぐり発達クリニック院長
宮尾 益知

CONTENTS

はじめに——2

Part 1
自閉スペクトラム症と生きづらさ
生きづらさの原因を知り、傷つかないで済む方法を見つける——7

状況を整理
他人からの非難、理解できない会話……
さまざまな場面で困惑する——8

発達歴と特性
幼少期から見られる自分自身の特性をふり返る——12

定型発達と発達障害
普通の発達のしかたと違う。
社会生活で不具合が生じる——16

ASDを襲うトラブル
いじめ、職場・居場所の喪失。
抑うつ状態で心身に異常も——18

発達過程と自己肯定感
成長とともに「扱いづらい子」。
自己肯定感を形成しにくい——20

特性とストレス耐性
高い視覚記憶や感覚過敏。
つらいことを忘れられない——22

Doctor's VOICE
特性を生かせる場が減った。
日本の文化や社会の問題も——24

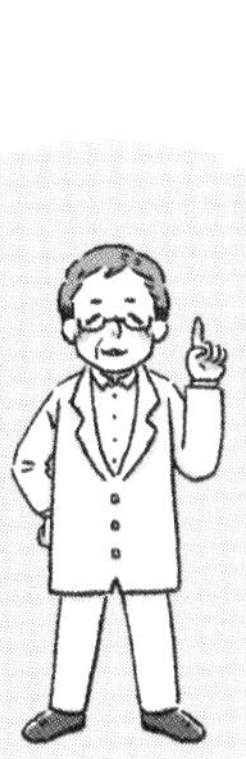

Part2

定型発達との差異
自分と相手の見ている世界の違いを理解する――25

定型発達とＡＳＤ❶
情報処理のしかたが違うと、世界の見え方、感じ方も異なる――26

定型発達とＡＳＤ❷
脳の使われ方の違いを踏まえて定型発達との差異を理解――28

特性と差異❶会話
会話のキャッチボールが苦手ではありませんか？――30

特性と差異❶会話
頭のなかに複数の情報を留めながら話すのが難しい――32

特性と差異❷思考
即答するのが難しく、考え込むことはありませんか？――34

特性と差異❷思考
定型発達の人は3次元、ＡＳＤの人は2次元の言葉の世界――36

特性と差異❸内的自己の有無
本音と建て前がわからないことがありませんか？――38

特性と差異❸内的自己の有無
頭のなかで会話する習慣が育まれていない――40

特性と差異❹あいまいさ
完璧主義でこだわりが強いと言われませんか？――42

特性と差異❹あいまいさ
映像として記憶に残り、幅をもたせて考えにくい――44

特性と差異❺喜び
人が大勢いるにぎやかな場所は苦手ではありませんか？――46

特性と差異❺喜び
情報の受けとり方が違う。「共感」より「安心」が喜び――48

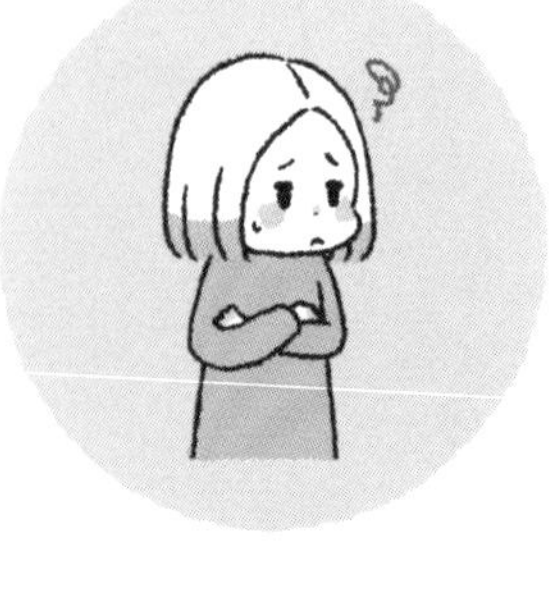

特性と差異❻表情
「なんでそんな顔するの？」と指摘されたことはありませんか？——50

特性と差異❻表情
相手の示す感情に気づけない。相手は無視されたように感じる——52

Doctor's VOICE
あなたの調子のよさは、何パーセント？——54

Part3
コミュニケーションスキル9
定型発達中心の社会で、孤立せずに生きる術を身につける——55

対人関係の目標
生きやすくするために、自分用のマニュアルをつくる——56

スキル❶第三者視点
アバターを操縦するように、状況を俯瞰して見る——58

スキル❷対応パターン
印象がよくなる対応のパターンを身につける——60

スキル❸自分を伝える
つらいことをがまんしすぎず、上手に相手に伝える——62

スキル❹話しかける
状況のわからない相手には配慮しつつ、話しかける——64

スキル❺アサーション
相手を不快にさせずに、自分のことを伝える——66

スキル❻会話を続ける
関心のない話題でも、会話を続ける——68

スキル❼関係を深める
関係性によって自己開示の程度を変える——70

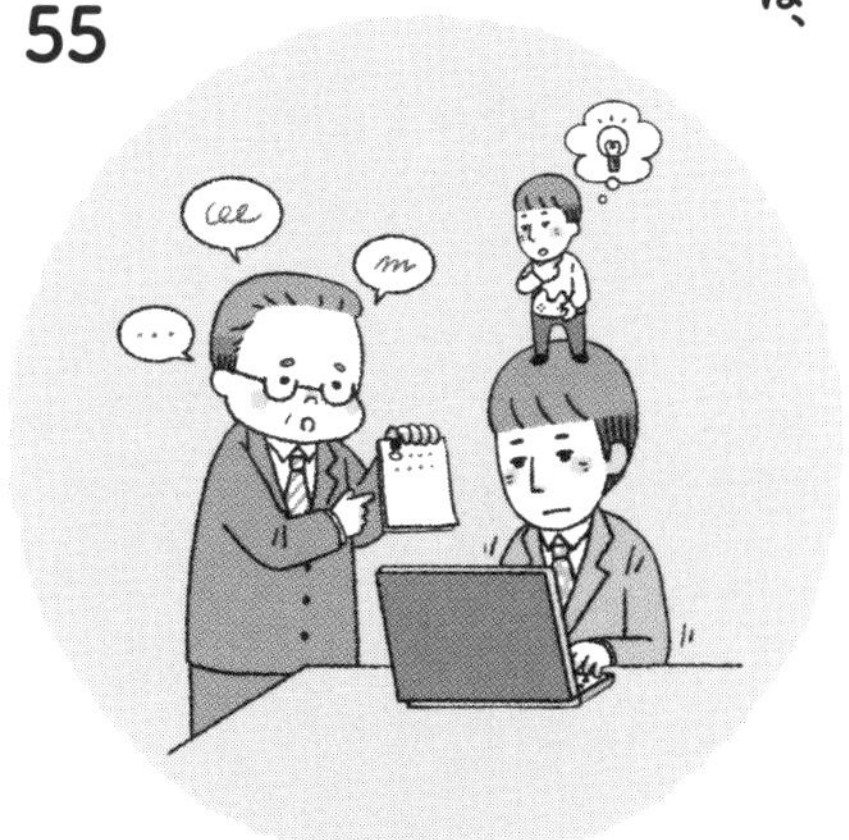

CONTENTS

スキル❽コミュニティ
自分が安心していられるコミュニティを複数つくる——72

スキル❾ストレスへの対処
ストレスの正体を知り、自分用の対処マニュアルをつくる——74

コミュニケーション①
アイコンタクトをとることで、信頼関係が育まれる——76

コミュニケーション②
最新AI研究でわかった、ASDの人のための深い対話法——78

最新研究 ロボットを使った会話のトレーニング——81

Doctor's VOICE あいさつ、ほめ言葉……そのひと言と笑顔で関係が変わる——82

Part4
働き方を迷っているなら
社会資源を活用し、安心して働ける場所を見つける——83

働き方と自己認識
持続可能な働き方をするため、ASDの仕事への影響を把握する——84

オープン就労・クローズ就労
ASDの影響が強いならオープン就労も考えて——88

●ASDの人のおもな就労先——91

社会資源の活用
社会の受け入れ態勢が変われば就労先も増える——92

●さまざまな就労サポート——94

おわりに——95

参考資料——96

イラスト●かねまつかなこ
デザイン●酒井一恵

Part 1

自閉スペクトラム症と生きづらさ

生きづらさの原因を知り、傷つかないで済む方法を見つける

仕事や対人関係がうまくいかず、
くり返し失敗したり、
疎外感を覚えたりしていませんか？

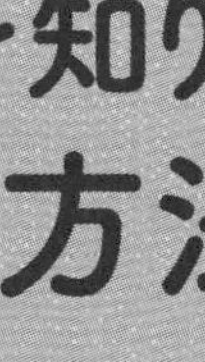

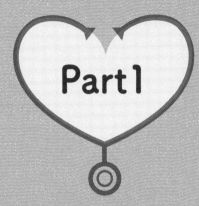

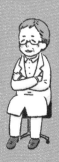

他人からの非難、理解できない会話……さまざまな場面で困惑する

理由がわからず不快な状態が続く

自閉スペクトラム症（ASD）の人は、他人の気持ちを想像するのが苦手です。表情やしぐさ、遠回しな表現から相手の真意をくむことができません。

相手に冷たくされても、理由がわからないまま、困惑したり、つらい思いを抱えていたり。まずは自分の置かれている状況をふり返ってみましょう。

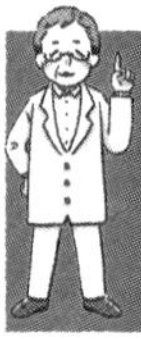

人に対する恐怖

思い当たることはありませんか？

- □ いつも変な目で見られたりしないか、緊張している
- □ 予期せず触られたりすると、とても驚く
- □ 人に目を見られるのが怖い

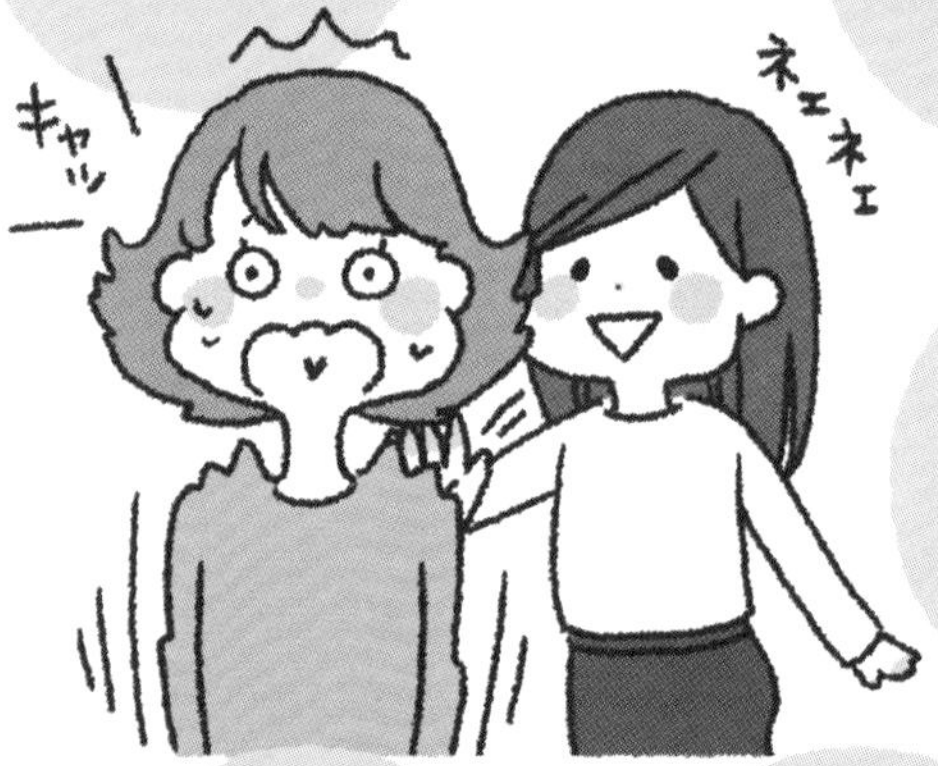

- □ 他人に関わるといやなことが起こるからひとりでいたい
- □ 突然話をふられるのが怖い
- □ 体の動きが変だと、他人に笑われることがある
- □ 笑っている人を見ると、ばかにされた気がする

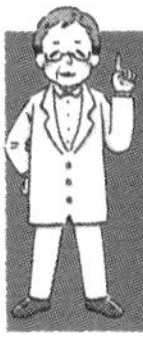

会話中の困惑

□ 「だいたいでいい」「適当に」と言われてもよくわからない

□ 事実を話しているのに、「失礼な人」と言われることがある

□ 真剣に話しているのに、「そんなこと言われても……」といやがられる

□ 「無表情で困る」「もっと笑えば？」と言われることがある

□ たくさんの人が同時に話すと、会話が聞きとれなくなる

□ 目を見て話そうとしたら、「ジロジロ見るな」と言われた

□ 「なぜ？」と聞かれ、理由を告げたら、相手が怒り出したことがある

□ 質問に対する答えがありすぎて、即答できずに口ごもってしまう

□ 「～しない」という否定表現がよくわからない

□ 感情的な話し方や長いおしゃべりは、内容を理解できない

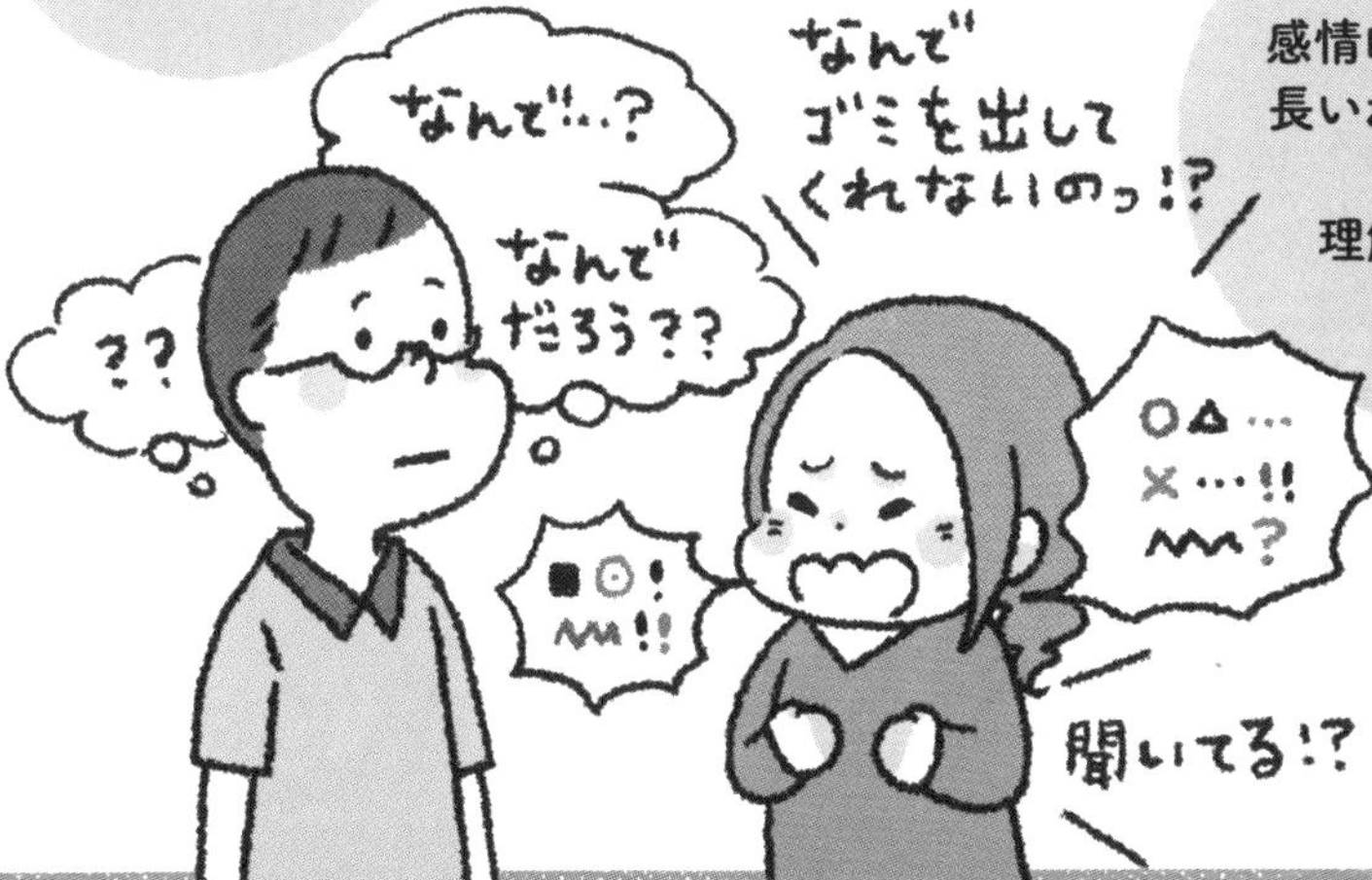

なんで!…？
なんでだろう？？
？？
なんでゴミを出してくれないのっ!?
■◎!
〰!!
○△…
×…!!
〰？
聞いてる!?

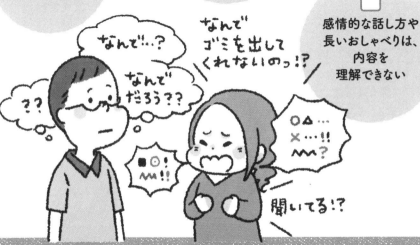

他人からの非難・攻撃

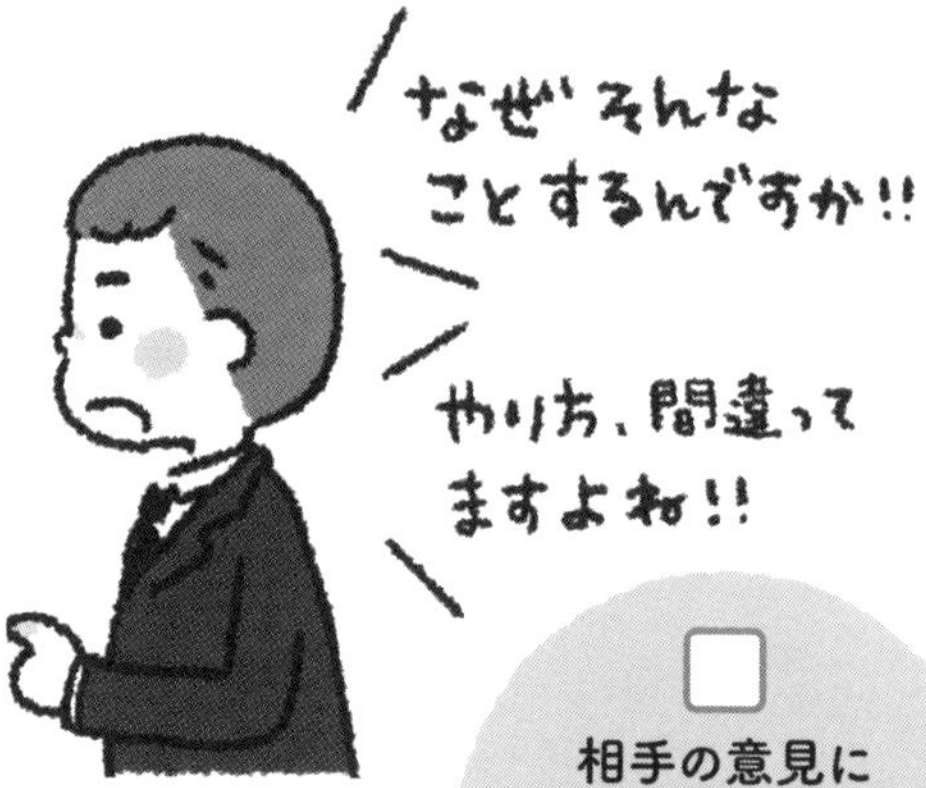
なぜ そんな ことするんですか!!
やり方、間違ってますよね!!

□ 正しいことをしたのに、「融通がきかない」と怒られたことがある

□ 相手の意見に反論できず、混乱することがある

□ 言葉の通りに受けとったら、別の人から「図々しい」と叱られたことがある

□ 「協調性が足りない」と言われることがある

□ 「間違っていないけど」「普通は言わない」と意見される

□ 「先読みして行動しなさい」と言われることがある

□ 「もう少し空気を読め」と言われることがある

□ 前と同じようにやったのに、呆れられたことがある

先読みして!
空気読んで!
協調性不足よ!
普通 言わないわよ!

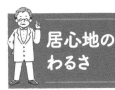

居心地のわるさ

□ モノの配置がいつも通りでないと落ち着かない

□ 自分の決めた通りになっていないと、発作のように怒りが起こる

□ 家で休んでいると、家族にいやな顔をされる

□ ホッとリラックスできる場所がない

□ 職場では全力を出しきり、帰宅すると動くことができない

□ 人の話し声や光の具合、服の質感が気になって、仕事に集中できない

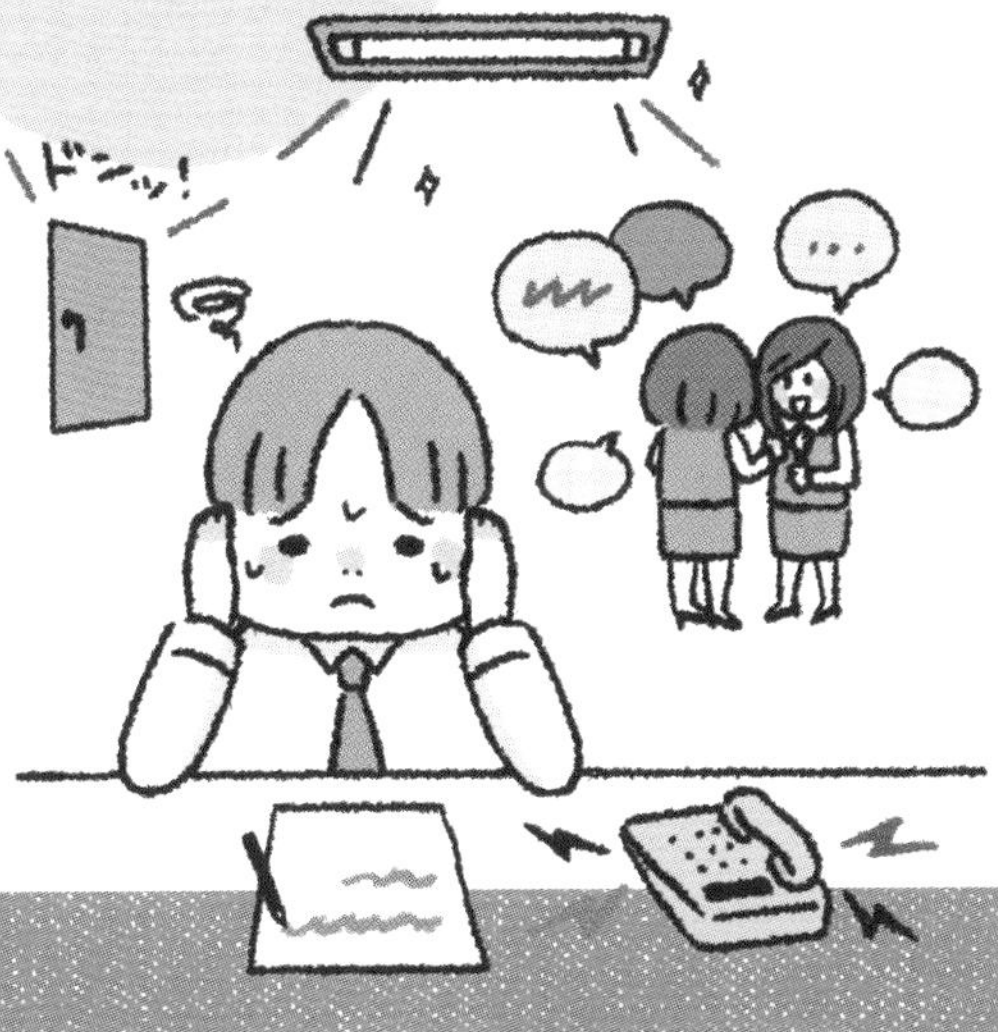

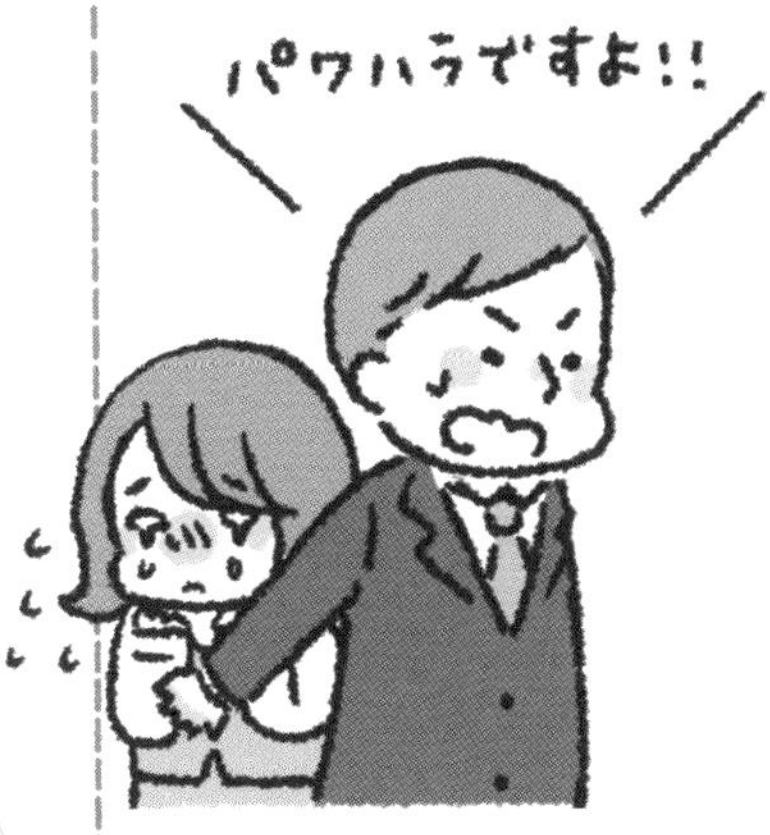

□ 理由を尋ねただけなのに、相手に「ハラスメント」だと言われる

□ うっかり口をついて出た言葉で、ひどく叱られたことがある

□ 質問しても「自分で考えれば」「頭を使え」と冷たく言われたことがある

幼少期から見られる自分自身の特性をふり返る

「自分」を伝えるために行う

医師から「自閉スペクトラム症」だと診断されても、納得がいかない人もいるでしょう。社会で生きていくには、自分の特性を正しく把握し、他者に伝え、理解を得て、自分のやり方を認めてもらうように交渉する能力が不可欠。これまでの発達歴をふり返り、自分について理解することから始めましょう。

家族に尋ねてみよう

幼い頃のことを知っている両親などに話を聞いて、整理するといい。

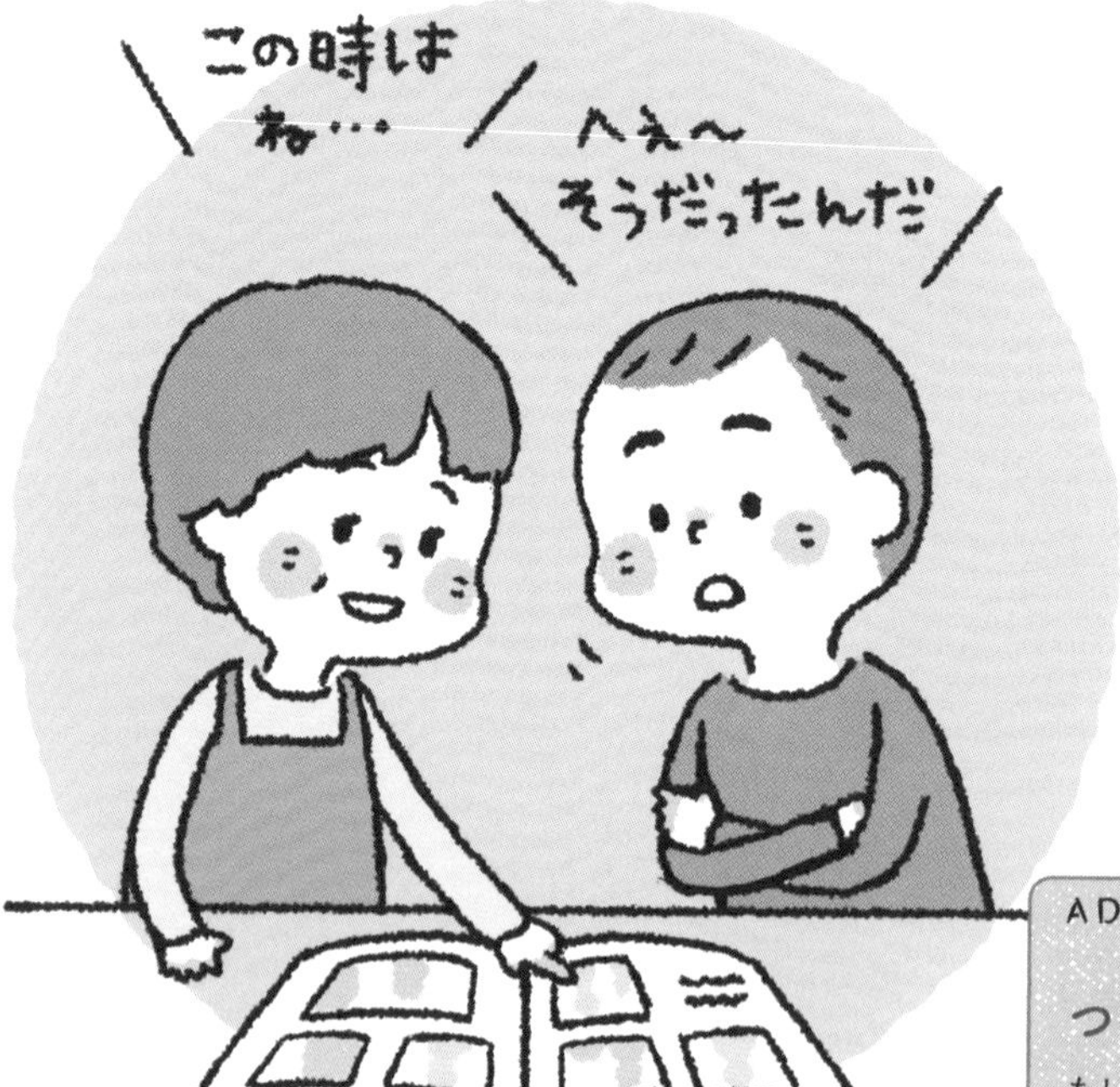

昔の写真や動画、また通知表や作文、日記なども手がかりになる。

ADVICE

つらくなったら中断

もし、過去のできごとを思い出すことで、つらくなるようなことがあれば中断する。

6歳頃まで

対人関係での違和感が増える

子ども同士のコミュニティのなかで、ほかの子どもたちのように関係性が築けなかったり、話し方や身ぶり手ぶりに違いが見られたりするようになる。

＼親と一緒に／

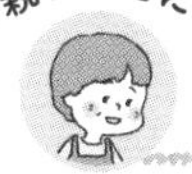

こんなことなかった？

- □同年齢の子どもと遊べない
- □友だちと遊んだりしたがらない
- □特定のおもちゃや本などに強い執着を示す
- □図鑑などを暗記するほど読む
- □積極的に人と関わろうとしない
- □一方的に言いたいことだけ言う
- □思い通りにならないと怒り続ける
- □何度でも同じ質問をくり返す
- □会話がうまくかみ合わない
- □話し方がへいたん
- □おおげさな抑揚をつけて話す
- □皮肉や冗談が通じない
- □身ぶりや指差し、視線を使った会話ができない
- □話の文脈が理解できない

その他

3歳頃まで

3歳までは手のかからない子

親に関心を示さず、母親とのやりとりがうまく成立しない傾向が見られるが、泣いたり、拒否したりもないので、手のかからない子という印象をもつ親も多い。

＼親と一緒に／

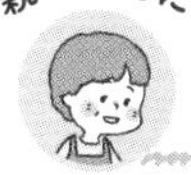

こんなことなかった？

- □泣いて要求したりしない
- □あやしている人に注目しない
- □ハイハイしても、親の後を追わない
- □抱かれやすい姿勢をとらない
- □うなずかない、拒否しない
- □言葉が遅れ、語彙が増えない
- □テレビなどのセリフをくり返し言う
- □親の顔色をうかがおうとしない
- □一緒に同じものに注意を向けることがない
- □名前を呼ばれても返事をしない
- □バイバイするときに、手のひらを自分のほうに向けてふる
- □過敏で奇声をあげる、かんしゃくを起こす
- □なかなか寝つけない、途中で起き出す

その他

12歳頃まで

集団行動から外れがち

家庭から学校、家族から仲間へとコミュニティが移り、つながりが深まる時期。集団行動から外れてしまったりしがちに。しかし本人自身は困ることが少ない。

＼親と一緒に／

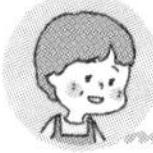

こんなことなかった？

- □ 相手の言葉通りに受けとる
- □ 言外の意味や暗黙の了解がわからない
- □ 相手の気持ちがわからない
- □ 自分の関心事だけを話し続ける
- □ 喜び、興味、達成感などを分かち合うことが苦手
- □ 不自然な敬語などを使う
- □ 冗談がわからない
- □ ひとりぼっちでいても苦にならない
- □ よく友だちにからかわれた
- □ よく食欲不振、睡眠障害が見られた
- □ 突然感情を爆発させることがあった
- □ 表情が読めない

その他

18歳頃まで

心理面での独立が難しい

仲間と協調しながら生活するのが苦手で、疎外感を覚えやすい。趣味など関心事が同じ人とのコミュニティのほうが居心地がいいと感じる人も。

＼自分で／

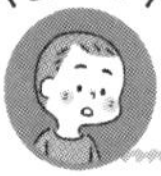

こんなことなかった？

- □ 説明するときには細かいデータを盛り込む
- □ ガールズトーク的なたわいもない雑談が苦手
- □ 興味のあることは徹底的に、寝食を忘れて打ち込む
- □ 関心がもてないことにはまったく反応できない
- □ 食事など日常の嗜好や行動に強いこだわりがある
- □ ルール通りにことが進むと安心できる
- □ 対人関係を継続するのが難しい
- □ 初めてのことに挑戦するのが苦手
- □ 学園祭や修学旅行がきらい
- □ 「共感」という感覚がよくわからない
- □ 言葉より絵のほうが理解しやすい

その他

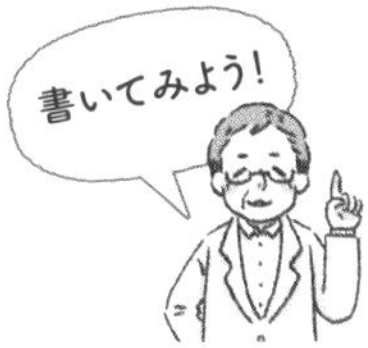

あなたの発達歴と特性一覧

親に指摘されたり、自分で思い出したりしたできごとから、
得意・不得意、好き・きらいを書き出し、整理してみよう。

	得意・好き	不得意・きらい
3歳頃まで	●	●
	●	●
	●	●
	●	●
6歳頃まで	●	●
	●	●
	●	●
	●	●
	●	●
12歳頃まで	●	●
	●	●
	●	●
	●	●
	●	●
18歳頃まで	●	●
	●	●
	●	●
	●	●
	●	●

定型発達と発達障害

普通の発達のしかたと違う。社会生活で不具合が生じる

発達障害とは、子どもが発達する過程のどこかで問題が生じることです。定型発達の人と比べ、認知（理解・行動する過程）に偏りが見られるのが特徴で、幻覚や妄想をともなう精神病的疾患とは異なります。

おもに3種類の発達障害がある

発達障害には、おもに注意欠如・多動症（ＡＤＨＤ）、自閉スペクトラム症（ＡＳＤ）、学習障害（ＬＤ）の３種類があり、それぞれが重複しているケースも珍しくありません。

生後すぐにはわからず、発育段階で言葉の遅れなどで気づくこともあります。多くは幼児期から学童期にかけて、集団生活になじめなかったり、学習機能障害が見つかったりして診断されます。

ただし、症状が軽度の場合には、発達障害だと気づかれないまま学生生活を過ごし、青年期以降に診断されることもあります。

3つの発達障害

自閉スペクトラム症（ASD）	２歳前後から言葉の遅れがある。おもに４つ（P17）の特性が見られ、知的な障害をともなう状態からない状態まで幅広い段階がある。
注意欠如・多動症（ADHD）	知的な発達には遅れがないが、４～７歳くらいまでに多動や不注意、考えずに行動するなどの特性が見られるようになる。
学習障害（LD）	学習機能がうまく働かず、聞く、話す、読む、書く、計算する、推論するといった能力に障害が起こる。上記のふたつを合併することも。

社会に出ると知的障害のないＡＳＤが問題に

とくに大人になってから問題になるのが、かつてアスペルガー症候群と呼ばれていた、知的障害のないＡＳＤです。

ＡＳＤのおもな特性には、①社会的なやりとりの障害、②コミュニケーションの障害、③強いこだわり行動、の３つが指摘されており、近年は、感覚器の過敏や鈍麻《どんま》も注目されています。

スペクトラムとは、ひとつの連続体を意味する言葉で、自閉の症状に濃淡があることを示しています。重症度の高い人は、幼少期に診断されますが、軽度の場合には「つき合いが苦手な変わった子」と、見過ごされ、そのまま大人になってしまうのです。

社会に出ると、人間関係はより一層複雑になるものです。ＡＳＤの人は、定型発達の人とは認知のしかたや感じ方が異なります。そのため、さまざまなトラブルを引き起こします。とくに診断を受けずに大人になった人は、トラブルの原因がなかなかわからず、生きづらさを抱えながら日々を送らなければなりません。

対人トラブルから、うつなどの二次障害などを発症し、医療機関を受診したことで、初めてＡＳＤの診断を受ける人も珍しくありません。

自閉スペクトラム症の4つの特性

❶社会的なやりとりの障害

他人への関心や愛着、共感の感情がないため、社会的な対人関係を築くことが難しい。

❷コミュニケーションの障害

言葉や表情を介したコミュニケーションが苦手で、相手の意図をくみとることが難しい。

❸こだわり行動

極端なこだわりがあり、予定通りにいかないと、フリーズしたりかんしゃくを起こしたりする。

❹感覚過敏・鈍麻

聴覚、視覚、嗅覚、皮膚感覚などが過敏か鈍麻。コミュニケーション障害にも影響する。

ASDを襲うトラブル

いじめ、職場・居場所の喪失。抑うつ状態で心身に異常も

〝知的障害のないASD（アスペルガー症候群）の人〟では、幼児期から学童期にかけて発達障害であるとはなかなか気づかれません。自分の特性に気づくことなく大人になることが、社会に出てから大きな困難を招くことがあります。

職場で「常識がない」と批判されることも

私たちの生きる社会は、発達障害ではない定型発達の人が多くを占めています。表情やしぐさなどを使ったノンバーバルコミュニケーションで意思疎通をはかり、皮肉や比喩、遠回しな表現も、解説なしで理解し合います。とくに、日本は「以心伝心」を重んじ、共通言語、共通認識が土台となるハイコンテクスト文化です。目くばせ、うなずき、空気を読むことが求められ、これらが苦手な人にとって生きづらいものです。

学生時代、本や講義では後れをとらなかった人でも、社会に放り込ま

代表的な二次障害

引きこもり

6か月以上自室にこもり、学校や職場に行けなくなる。

強迫性障害

こだわりの強さが強迫観念となり、生活に支障をきたす。手洗い、戸締り確認などが過剰に。

うつ

抑うつ状態が半月以上続く。重症化すると命の危険も。

行為（素行）障害

傷害、窃盗、性暴力などの反社会的行動をくり返す。

統合失調症

幻聴や幻覚が生じ、健全な日常生活が送れなくなる。急性期は入院措置も。

双極性障害

躁とうつをくり返す。社会生活がはたんしやすく、自殺率も高い。

れると、行き詰まることが多いのです。ASDの特性ゆえに、衣食住の管理ができなかったり、職場のコミュニティで「常識がない」「自分勝手」「失礼だ」と批判の対象にされたりすることがあります。

気づかないうちに安心して過ごせる場所が失われる

ASDの人は、対人関係でストレスを受けやすく、幼い頃から、自分が他人とどこか異なると感じています。人といるときには、つねに「失敗しないように」と、緊張の糸をピンと張った状態なのです。

ある程度、慣れ親しんだ居場所ができると、安心して過ごせますが、その場所が奪われてしまうと、精神に大きな負担がかかります。うつや不安障害、強迫性障害などの精神的な障害におちいったり、頭痛や食欲不振、痒疹《ようしん》などの不定愁訴を訴えたりすることがあります。

軽度のASDでは、ASD自体で病院に行くことは少なく、こうした精神や身体の症状が受診のきっかけとなります。発達障害は、本来小児神経科・児童精神科が扱う分野です。大人を対象とする内科や精神科の医師、また産業医では、根本に発達障害があることに気づかず、症状をくり返すこともあります。根本的な改善には、発達障害に造詣が深く、大人の発達障害を扱う医師との連携が必要です。

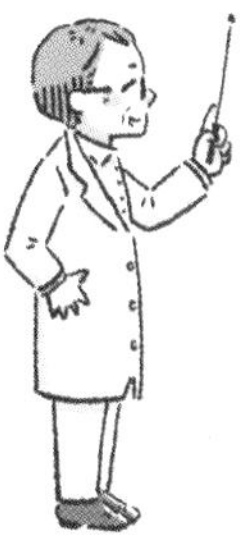

睡眠障害

生活リズムが乱れ、寝つきがわるい、眠りが浅い、早朝に覚醒するなどのトラブルが起こる。

反抗挑戦性障害

幼い頃からのストレスなどが原因となり、思春期に暴力行為などの反抗的態度をとる。

その他の不定愁訴

慢性的なだるさ、頭痛や腹痛、下痢、耳鳴り、動悸、めまい、息苦しさなどが生じる。

摂食障害

ほとんど食べることができない拒食症、過食と嘔吐をくり返す過食症が見られる。

発達過程と自己肯定感

成長とともに「扱いづらい子」。自己肯定感を形成しにくい

大人になるまでＡＳＤに気づかなかった人でも、改めて幼児の頃から青年期までをふり返ってみると、どこかにその特性が見られたはずです（Ｐ12）。できれば発達過程を知る親と一緒に、特徴的なできごとがなかったか、親子の関係はどうだったか、見直してみましょう。

ものごとをネガティブにとらえる傾向がある

親にとってＡＳＤの子どもは、３歳くらいまでならあまり手がかかりません。しかし、成長するにつれて、意思疎通がうまくはかれなくなっていくことがあります。感覚器が過敏なため、ちょっとした物音におびえたり、光やにおいに強く反応したりすることも。ひとつのことに強くこだわり、完璧主義的なところがあるため、思ったようにできないとかんしゃくを起こしたり、ものごとを途中で投げ出したりしがちです。

ＡＳＤを理解していない人は、こうした特性を見て「わがまま」だっ

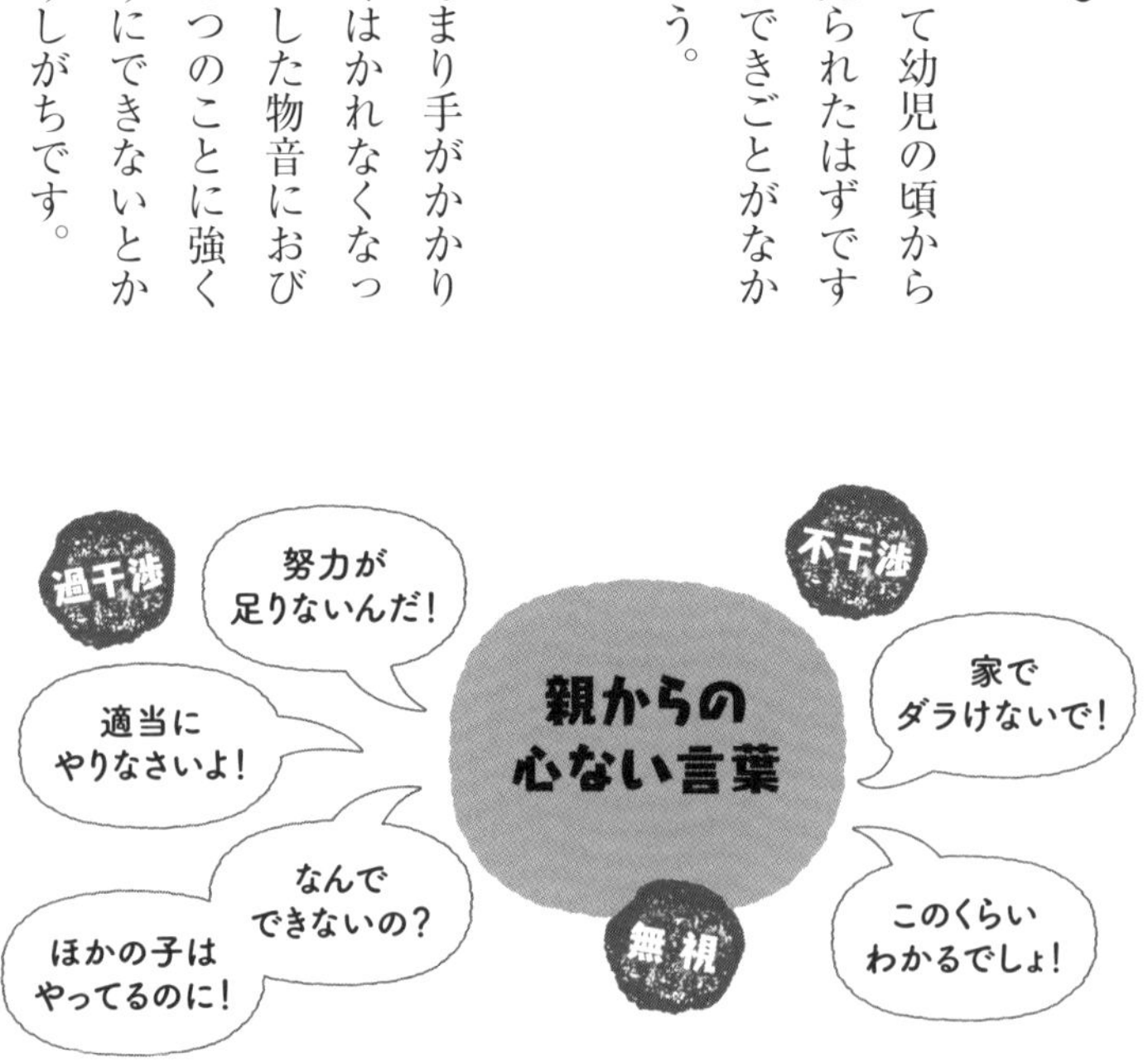
親からの心ない言葉
過干渉
努力が足りないんだ！
不干渉
家でダラけないで！
適当にやりなさいよ！
なんでできないの？
ほかの子はやってるのに！
無視
このくらいわかるでしょ！

たり「カンが強い子」だったり、ネガティブな印象をもちます。

定型発達の子どもの場合では、経験を積み、トラブルをひとつずつ克服していくことで、親や周囲からほめられ、自己肯定感を育みます。

ＡＳＤの人の場合、経験を積み重ねていくこと自体が困難です（Ｐ43）。失敗して、叱られても、なぜ叱られるのかがわかりません。このような状況で「自分は大丈夫」という肯定感はもちにくく、ものごとをネガティブにとらえやすくなります。

家庭のあり方や親との関係をふり返る

定型発達の子どもは、２歳くらいまでに親に絶対的な安心感を抱き、安全基地だと思うようになりますが、ＡＳＤの子どもは２～４歳になるまで、こうした感覚をもつことがありません。そもそも親との信頼関係を築くのに時間がかかるのです。そのうえ親が、特性を理解できずわが子を無視すると、情緒が不安定になったり、逆にかまいすぎて過保護になることで、子どもがきちんと自立できなくなったりするのです。

なかには親自身が、発達の問題を抱えているケースもあります。

こうしたことから、ＡＳＤの診断には、現在の症状だけでなく、家庭や親子関係など、複合的にふり返る必要があるのです。

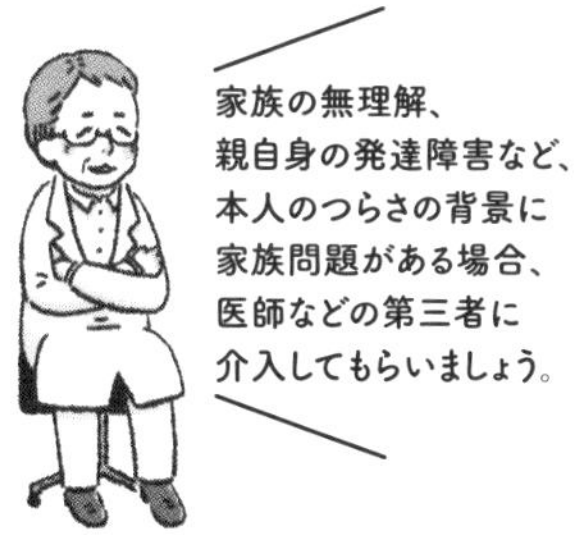
家族の無理解、
親自身の発達障害など、
本人のつらさの背景に
家族問題がある場合、
医師などの第三者に
介入してもらいましょう。

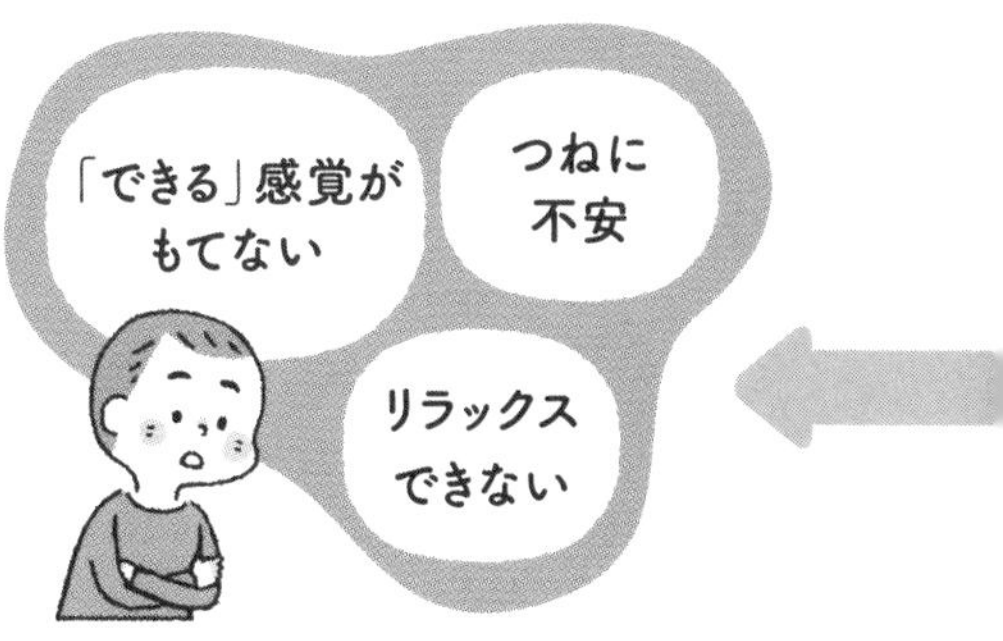
「できる」感覚が
もてない
つねに
不安
リラックス
できない

特性とストレス耐性

高い視覚記憶や感覚過敏。つらいことを忘れられない

ＡＳＤの特性のひとつに、視覚的で明晰な記憶力があります。ところが、その特性によってかえって苦しみ、過去のつらい記憶にさいなまれている人も少なくありません。

映像が再生されるように記憶がよみがえる人も

ＡＳＤの人には感覚過敏が見られます。個人差がありますが、視覚器、聴覚器、嗅覚器、皮膚などの感覚器が鋭く、定型発達の人が気にならないような些細な刺激にも、鋭く反応して不快になります。

しかも、こうして受けた感覚は記憶に残りやすく、くり返し不快な感覚に襲われることがあります。

感覚器のなかでも視覚が優位に働き、ビジュアル記憶が鮮明です。経験したことをビデオで撮影したように記憶してしまう人もいます。悲しい、恥ずかしい、悔しいなどつらい感情とともに記憶されることが多

く、頭のなかではっきりと再現され、感情までよみがえります。過去のいやな記憶が呼び起こされ、脳内で追体験するため精神的にも疲れやすく、ストレス耐性も低くなります。

なぜそうなるのかがわからないだけにつらい

また、社会的なやりとりやコミュニケーションが苦手でトラブルになりがちですが、自分ではその理由がよくわかりません。例えば、人に「太ってるね」などと言って怒らせたり、突然かんしゃくを起こして、集団から孤立してしまったりします。

ＡＳＤの傾向が強い人ほど、孤立自体を苦にすることはありません。しかし、ＡＳＤと定型発達とのあいだのグレーゾーンに位置するような人の場合は違います。積極的にコミュニティに関わりたいとは思わなくても、仲間外れやいじめを受け流すことはできません。周囲の冷たさに傷つきながら、その理由がわからず、苦しい思いをするのです。

こうした状況におちいらないためにも、定型発達の人とのコミュニケーション法を学ぶことは不可欠です。自分の特性を自覚し、周囲の人に理解してもらうことが大切です。そのうえで、定型発達の人との差異を埋めるためのコミュニケーションスキルを身につけていきましょう。

18歳を過ぎてフラッシュバックが起きたら

ASDの人は映像で記憶がよみがえるので、強いPTSD（心的外傷後ストレス障害）を引き起こしがちです。とくに、幼児期に虐待を受けていたり、親に叱られた記憶が強く残っていたりする場合、18歳を過ぎて突然記憶がフラッシュバックし、感情をおさえられず、暴力的になったりすることがあります。こうしたケースでは、発達障害とは別の治療が必要です。1か月以上続く場合には、医療機関に相談してください。

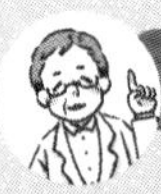

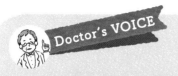

Doctor's VOICE

特性を生かせる場が減った。日本の文化や社会の問題も

特性を発揮できる第一次産業が減った

近年、大人になってから発達障害と診断される人が増えていますが、これは、発達障害自体が増えたからではありません。

これまで発達障害の人は、社会との関わりは苦手でも、ひとつのことに打ち込むという特性を生かして、農業や林業などの第一次産業、職人などの仕事で力を発揮してきました。

ところが現代では、このような仕事は機械やAIにとって変わられ、減少しています。

かつてはコツコツとひとりで行えたような研究職も、いまはチームで研究することが増え、どこでも社会性を第一に求められるようになってきたのです。

発達障害の人が「居場所」を失い、会社などの組織で働かざるをえなくなっていることも、大人の発達障害増加の背景にあると見られます。

多様性を認めることで、活躍の場が増える

同質性の高い日本は、阿吽《あうん》の呼吸での意思疎通が求められるハイコンテクスト文化です。

なかでも、多くの日本企業は、健康な男性社員の論理で成り立ち、それとは異質な価値観を排除してきました。

けれども、世界的に多様性が求められる昨今、日本企業も、排除の論理では生き残ることはできません。発達障害に限らず、障害者、高齢者や育児中の母親、外国人など、多様な人が働ける場をつくることは、時代の要請ともいえるでしょう。

大企業などでは、ダイバーシティの体制が生まれつつありますが、今後、さらに大きな流れとなっていくことが望まれます。

Part2

定型発達との差異

自分と相手の見ている世界の違いを理解する

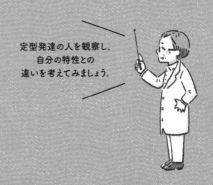

定型発達の人を観察し、
自分の特性との
違いを考えてみましょう。

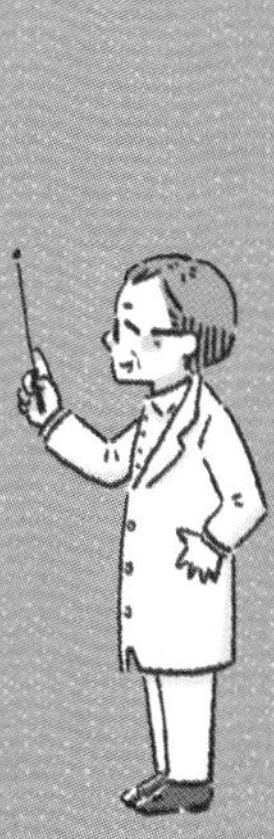

情報処理のしかたが違うと、世界の見え方、感じ方も異なる

定型発達の人の情報処理

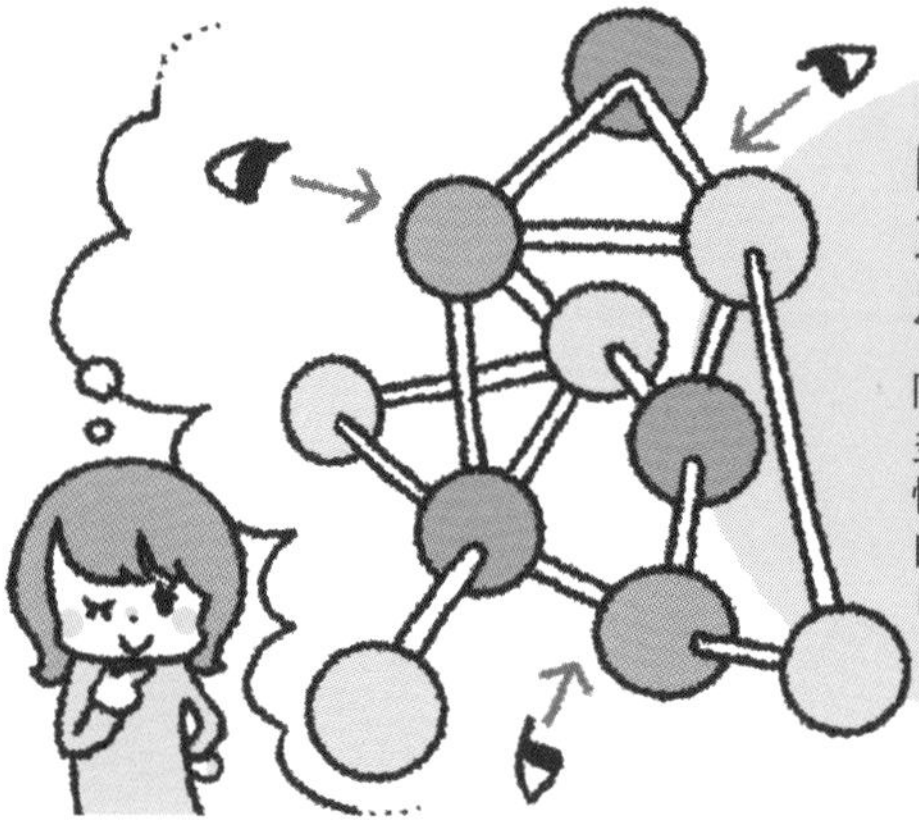

同時に重層的に思考する

同時に入ってくる多重的、多面的な情報を、並列的に自動処理し、思考している。

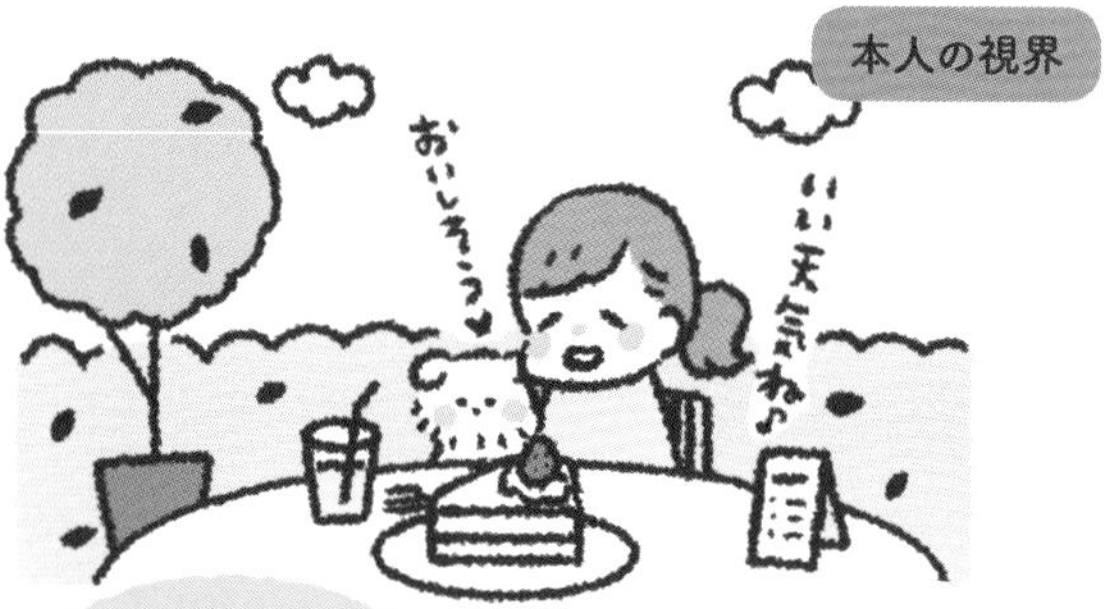

注意・関心をまんべんなく向ける

五感で受けた情報に、まんべんなく適当に注意・関心を向けることができる。

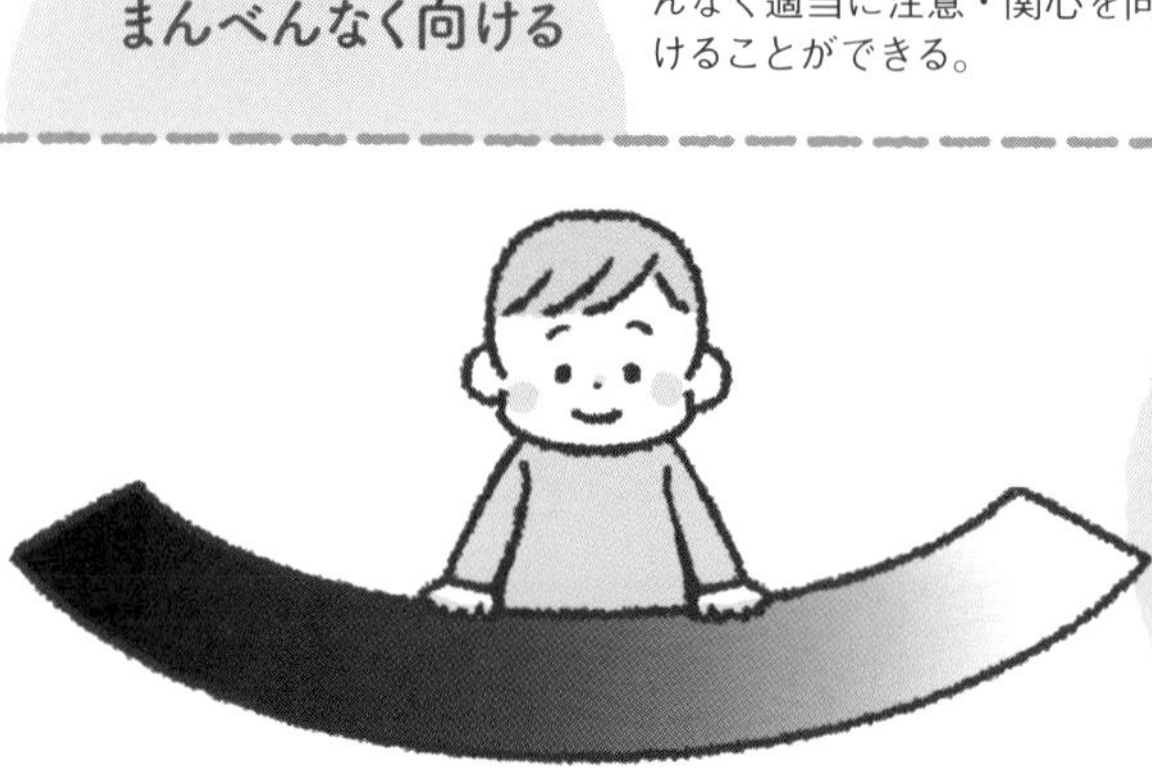

情報のあいまいさを感知できる

感覚器から受ける情報、空腹、疲労感などの微妙な差異を感知し、判断できる。

ASDの人の情報処理

一度に平面的に思考する

一度に平面的に情報を処理し、思考しやすい。ものごとを複数の角度から検討するのは苦手。

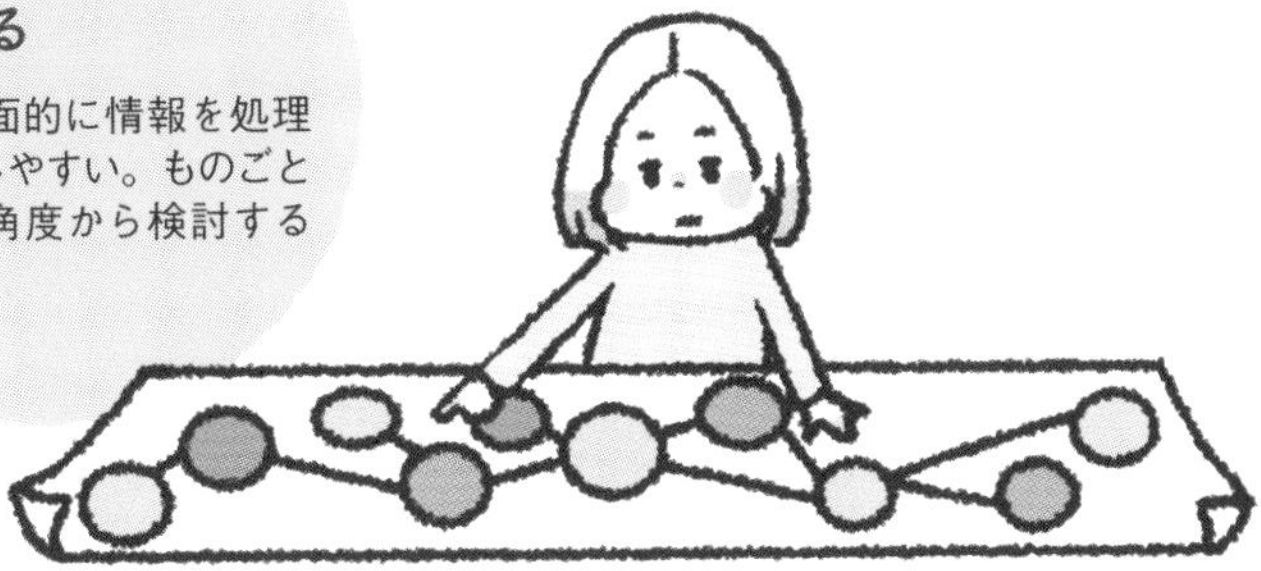

本人の視界

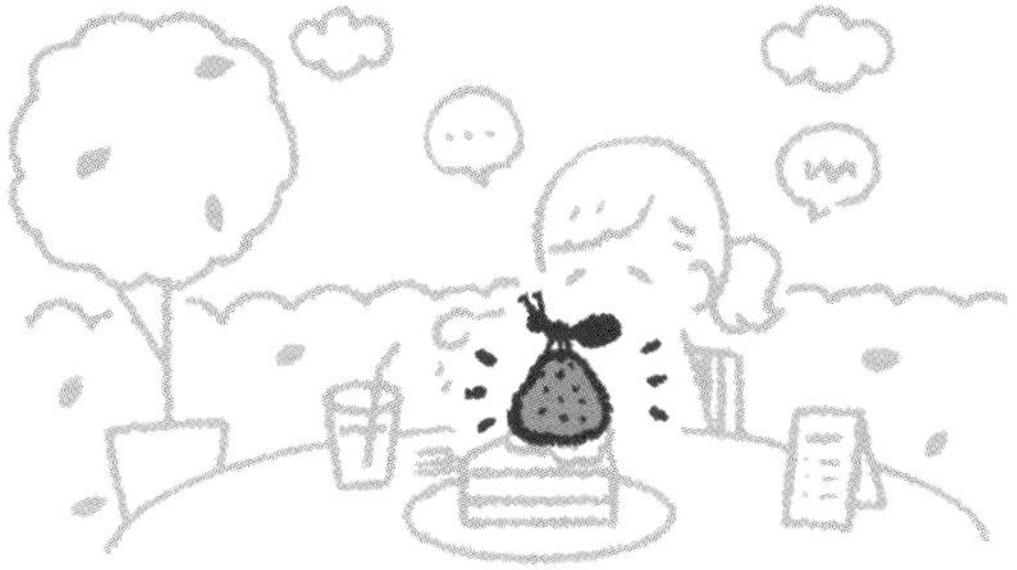

注意・関心を局限して向ける

ひとつの情報に注意・関心が向くと、それにだけ注目し、ほかの情報が入らなくなることがある。

極端な感じ方、考え方をする

情報のコントラストが極端にはっきりしていて、あいまいな情報を感知できないことが多い。

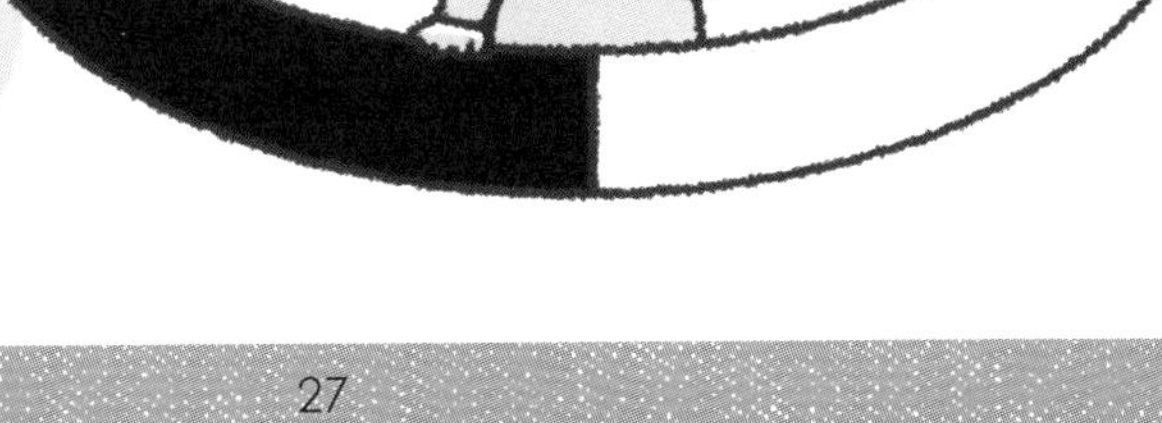

定型発達とＡＳＤ❷

脳の使われ方の違いを踏まえて定型発達との差異を理解

ＡＳＤの原因は、まだ科学的に確立されていませんが、近年、脳の神経回路の偏りが原因のひとつとして注目されています。

本質的原因は研究段階。情報処理システムが影響か

仮説とされるのが、「大脳の神経回路の偏りにより、ひとつの情報処理だけが優先されてしまい、ほかの処理が抑制される」という見方です。

定型発達の人は、ひとつのことを考えながら、複数の層（レイヤー）で思考を行うことができます。このため、いくつかの仕事を与えられても、納期や手間などいろいろな側面から判断し、手順を整理できます。

一方、ＡＳＤの人は、一度にひとつの情報処理しか行えないため、複数の仕事を与えられると、どう判断してよいのかわからず、混乱してしまいます。これを「シングルレイヤー思考」と呼びます。

また、定型発達の人の場合、対象全体にうまく注意を向けながら、大

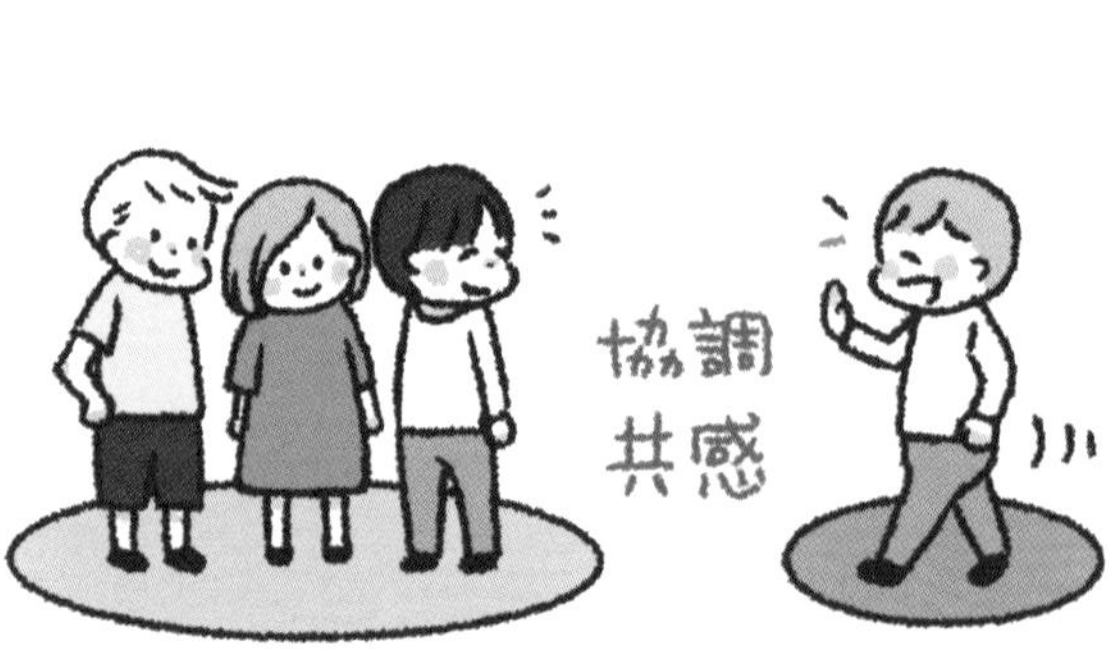

定型発達

他人に関心をもち、協調・共感を必要とする

局を把握することができますが、ＡＳＤの人では、ひとつの情報に注意が向くと、それ以外には注意が向かなくなる「シングルフォーカス」になりやすく、「木を見て森を見ず」という状態におちいるのです。

さらにＡＳＤの人では「白か黒か」という極端なコントラスト（ハイコントラスト）で情報を処理しがちです。このため、「適当に」「だいたい」というあいまいな感覚、グレーな部分を理解するのが苦手です。

完全に孤立しても大丈夫なわけではない

ＡＳＤの特性には、他人への関心の薄さや、人の共感を必要としないなど、社会性の欠如が指摘されます。人の気持ちがわからず怒らせてしまったり、あいまいな感覚が理解できずトラブルになったりすることがあります。ただ、注意が必要なのは、ＡＳＤの人たちが孤立しても大丈夫、というわけではないという点です。

とくに、大人になってＡＳＤと診断された人では、定型発達との「グレーゾーン」が多いと考えられ、脳の働きの違いによって問題が生まれ、つらい思いをすることがあります。差異を意識し、定型発達の人とのあいだの溝を埋めるよう努めることで、定型発達の人とのコミュニティにも居場所ができ、安心して過ごせるようになるはずです。

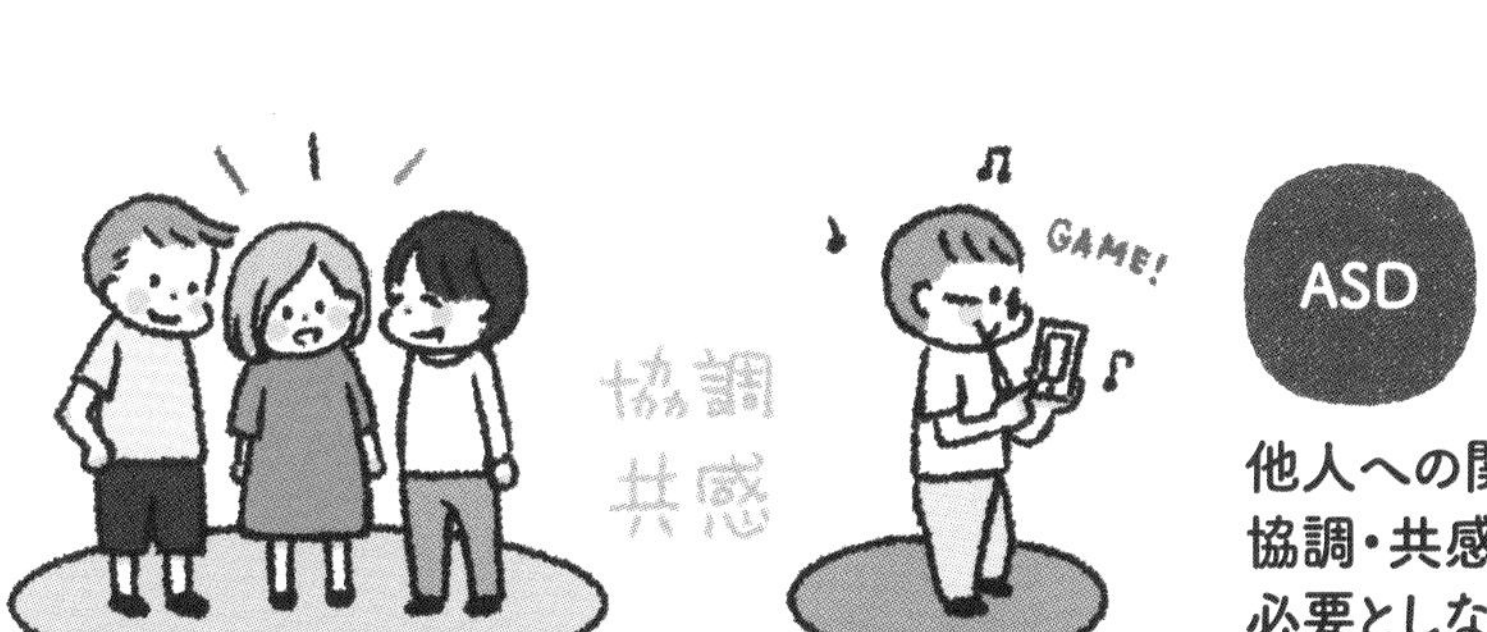

他人への関心は低く、
協調・共感を
必要としない

会話のキャッチボールが苦手ではありませんか？

定型発達　話のポイントを押さえて、適当に答えている

定型発達の人は、人の話をもらさず聞こうとか、すべてに正確に答えようとはしません。頭のなかで相手の話のポイントを押さえ、そのなかから答えるべき事柄を絞り、返答を整理しています。表情やしぐさも、感情や意図を伝える重要な要素です。

●優先順位を判断して応答する

応答するべき内容の優先順位や重要度を判断しながら、応答する。

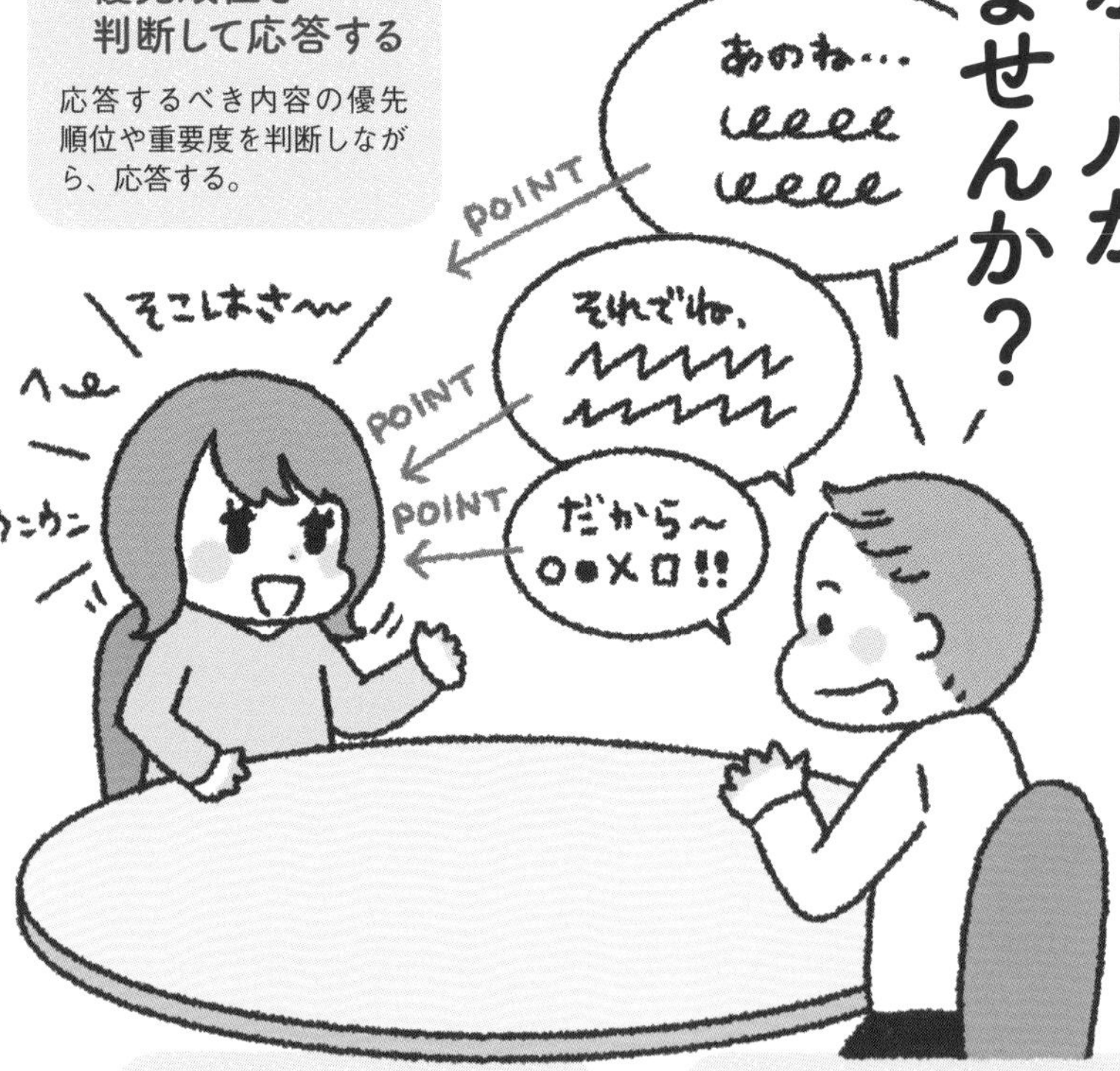

●ノンバーバルな表現で答える

うなずきやほほえみなど言葉以外の表現でも応答を続ける（P50）。

●話を分割・要約して聞く

意味のあるまとまりで話を要約、把握しながら聞いていく。

ASD　情報を聞きとりながら、答えることが苦手

ASDの人は意識が細部に集中し、話の全体像を把握するのが困難。ひとつの事柄に固執し、正確に答えようとして言葉に詰まることも。表情やしぐさで気持ちを読みとったり、自分の感情を表したりするのが苦手です（P50）。

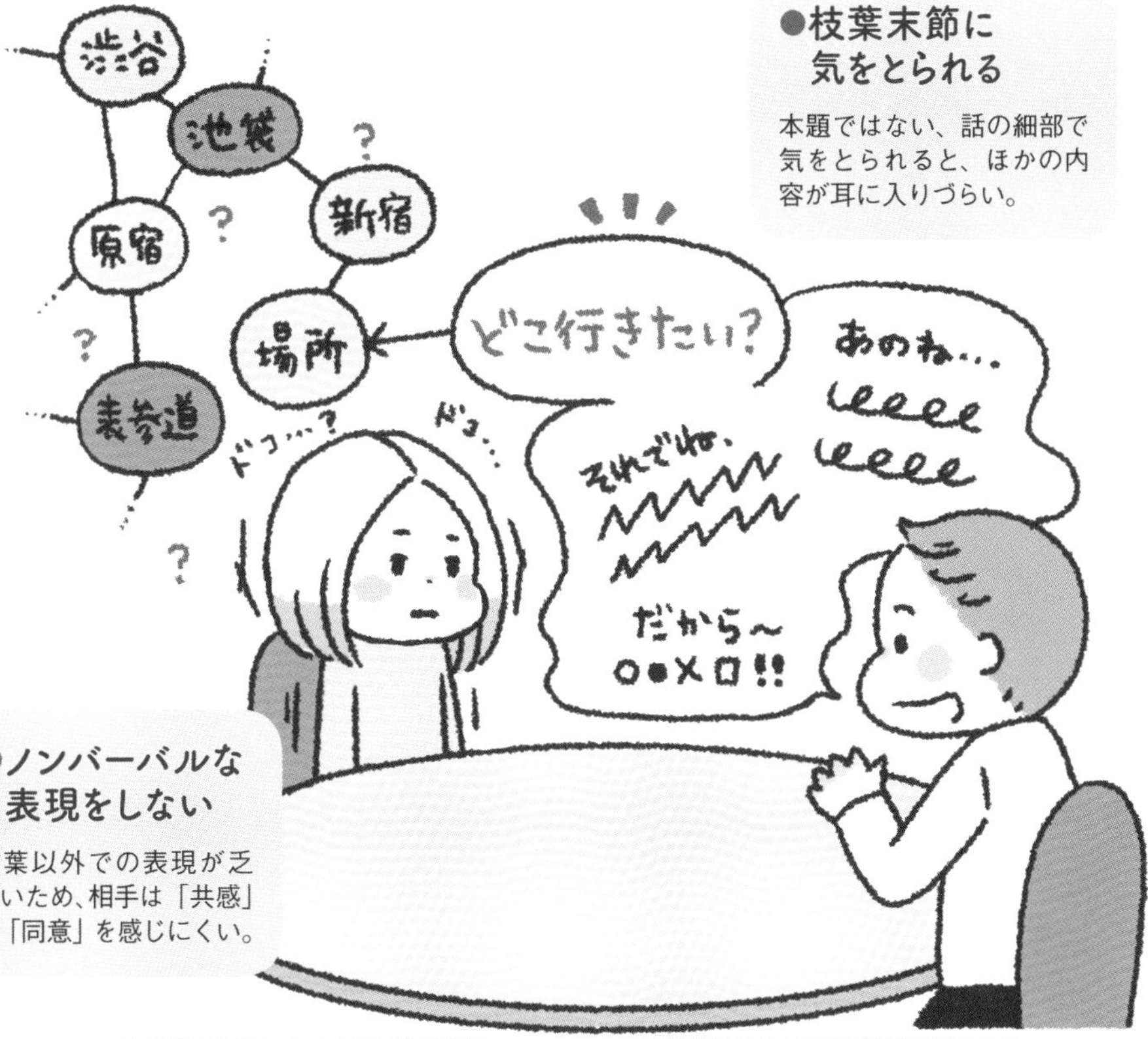

●枝葉末節に気をとられる

本題ではない、話の細部で気をとられると、ほかの内容が耳に入りづらい。

●ノンバーバルな表現をしない

言葉以外での表現が乏しいため、相手は「共感」や「同意」を感じにくい。

●正確に答えようとして言葉に詰まる

ひとつの内容に固執し、それに対して正確な答えを出そうとして思考してしまう（P34）。

●話の要点を押さえるのが苦手

話を分割・要約して理解するのが難しい。情報が均等に入ってきて、すぐに忘れてしまう。

特性と差異❶会話

頭のなかに複数の情報を留めながら話すのが難しい

ＡＳＤの人が、会話のやりとりを苦手とする理由のひとつに、「話を聞くこと」の難しさがあります。

会話のキャッチボールには多くの手続きが必要

人と会話をするとき、定型発達の人の頭のなかでは、複雑なプロセスが行われています。話の概要を理解し、要点を記憶し、関連した返事を投げ返します。何気ない会話のキャッチボールでも、そうした複雑な情報処理が瞬時に行われているのです。

ＡＳＤの人は、シングルフォーカスという特性が影響し、概要を理解するのが困難です。ひとつの事柄に気をとられると、細部が気になり、ほかのことには気が回らなくなってしまいます。

また、定型発達の人は、言葉で表現されていないことでも、暗黙知や似たような経験から類推したり、相手の表情やしぐさから情報を得たり

共感を覚える

相手の内容に関連させ、自分の意見を差し込みながら会話を続ける。

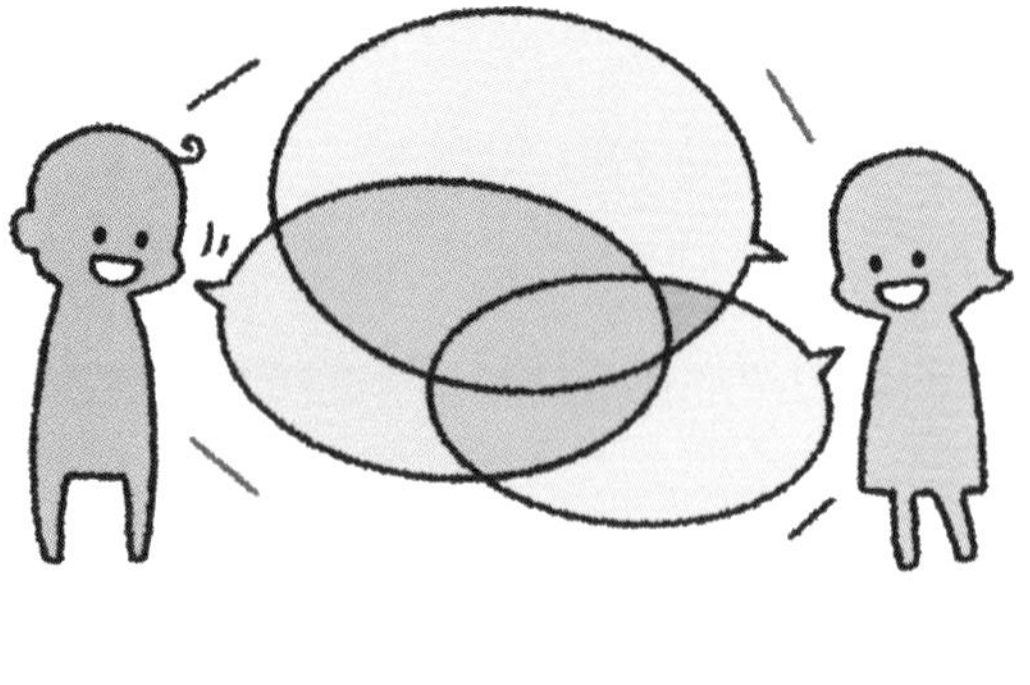

して、頭のなかで言葉を補完しながら理解を深めます。

ＡＳＤの人は、シングルレイヤー思考によって相手の言葉に集中しているあいだ、それ以外の情報処理を行うことが難しくなります。バックグラウンドで「行間」を埋める作業ができないため、話を聞いていても理解不足におちいってしまいます。

定型発達の人は、話をていねいに聞いていない

定型発達の人の会話では、中身の正確さよりも共感を優先します。相手の話を全部聞いているわけではなく、共感できるところを拾って、それを投げ返しています。これは、世間話やガールズトークなど、テーマのない会話の場合に顕著です。会話のキャッチボールがなんとなく続くことが重要で、会話の継続によって相手との共感を育みます。

ＡＳＤの人は、相手の話をすべて熱心に聞こうとしますが、情報処理の方法が異なるため、テーマのない話では要点がつかめなくなります。だらだらとしたおしゃべりでは、言いたいことがわからず混乱します。

また、感覚では視覚が優位。言語記憶より映像記憶力が優れています。作業記憶（ワーキングメモリー）が小さいことも重なり、自分の話も相手の話も、会話中に忘れ、会話に支障をきたすことがあります。

共感を覚えない

自分の思考と相手の話の内容やタイミングなどとのあいだにズレが生じ、ちぐはぐになってしまう。

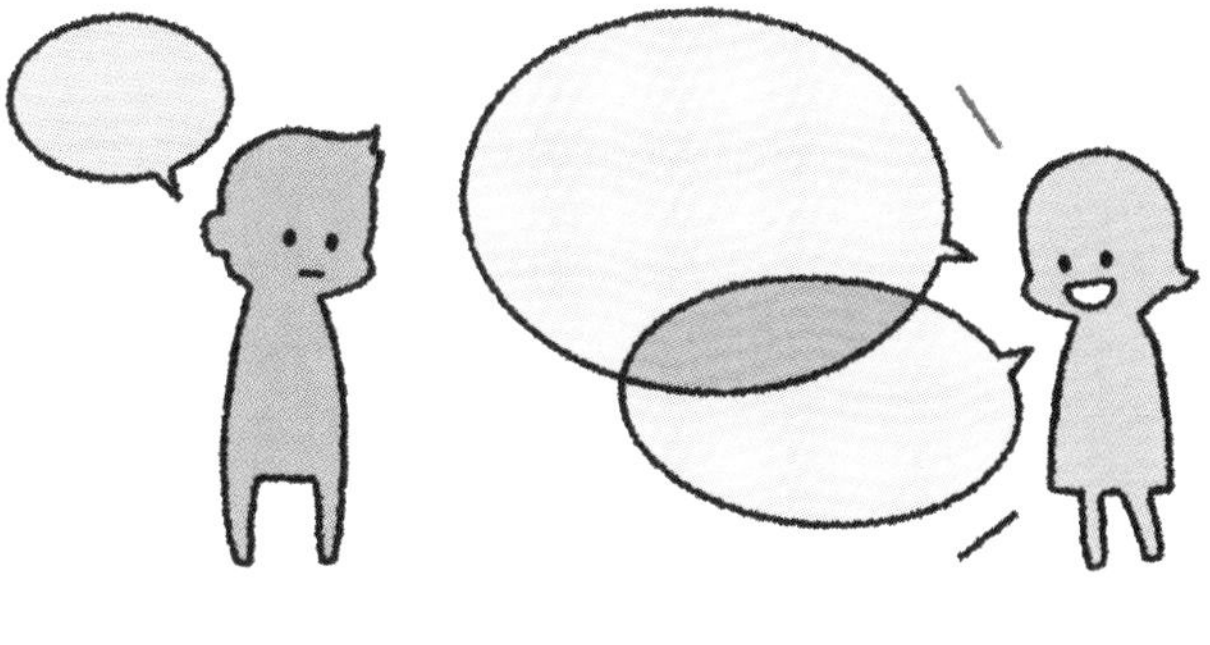

即答するのが難しく、考え込むことはありませんか？

定型発達　だいたい二択で回答。正確な答えでもない

定型発達の人が、質問を受けてすぐ答えられるのは、さほど真剣に考えず、答えを最初からふたつ程度に絞り、そこから選んでいるからです。

また、重層的な思考をするため、話題が飛んでも、相手に合わせて会話を続けることができます。

●最初から選択肢を絞って答える

突然の質問でも、その瞬間の気分で選択肢をふたつ程度に絞って考えるため、即答できる。

●話題が飛んでも頭のスイッチが切り替わる

直前の話とは無関係の話に飛んでも、前の話に引きずられず、話ができる。

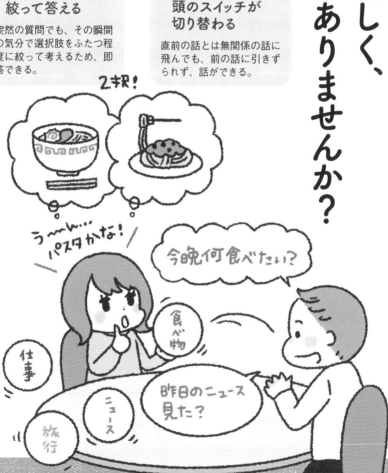

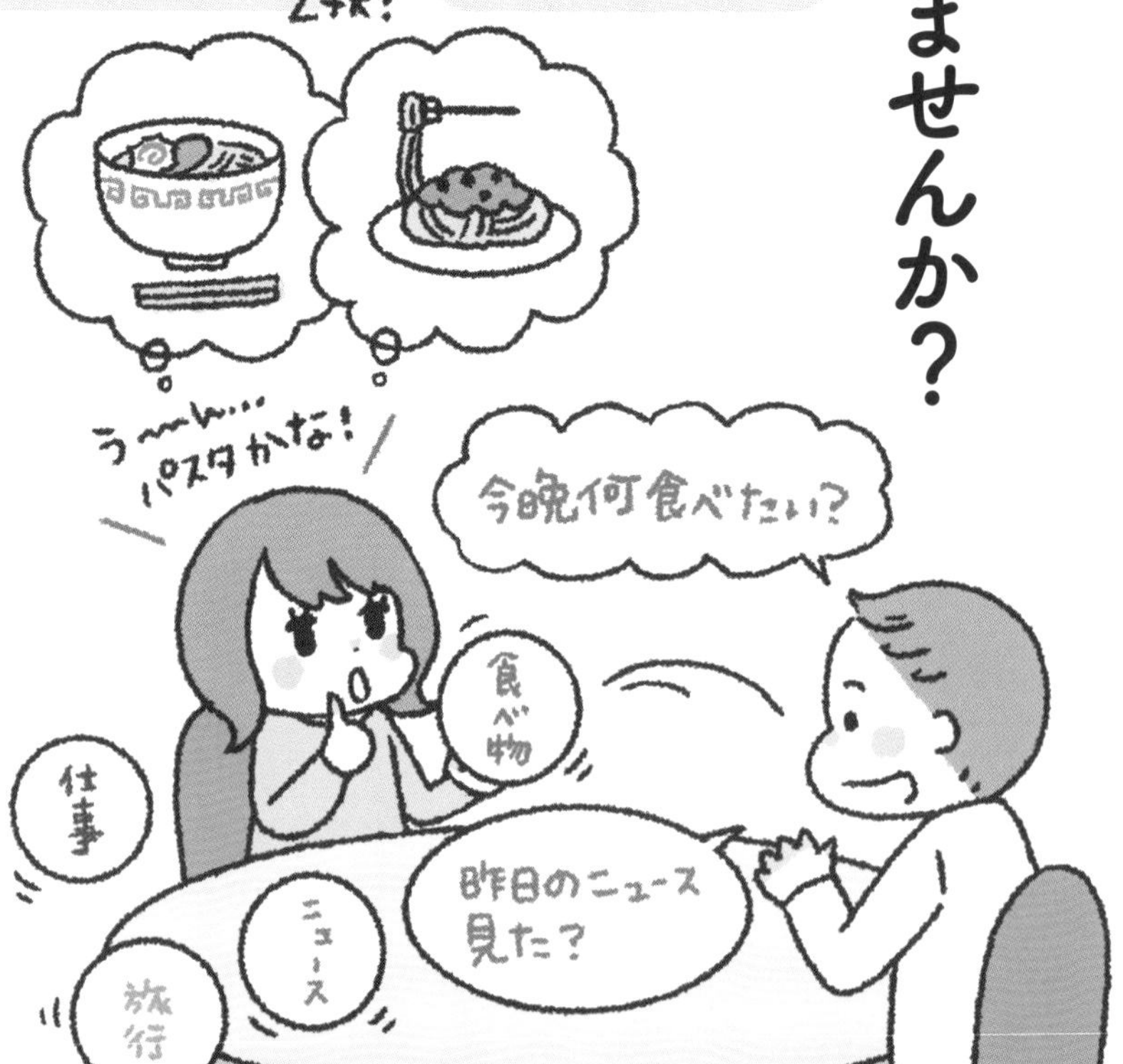
2択!
う〜ん…
パスタかな!
今晩何食べたい?
食べ物
仕事
ニュース
旅行
昨日のニュース
見た?

ASD　ひとつのレイヤー上に考えやアイデアが散らばっている

ASDの人では情報が並列的、マインドマップ状に脳内に広がっています。なにか聞かれても、選べず、即答できません。また、マップのルート上にない話題をふられるのが苦手です。話しているそばから、内容を忘れてしまうこともあります。

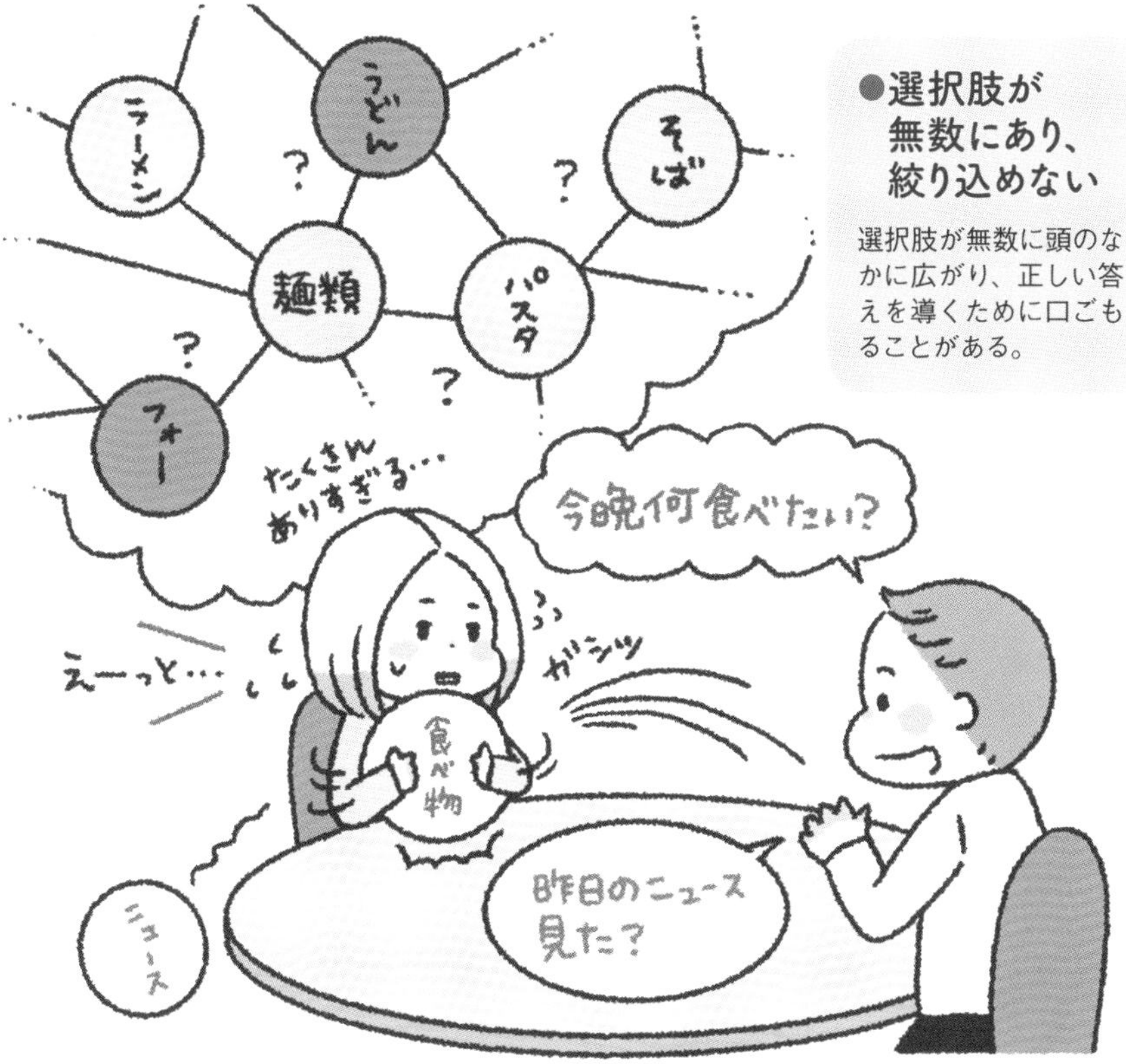

●選択肢が無数にあり、絞り込めない

選択肢が無数に頭のなかに広がり、正しい答えを導くために口ごもることがある。

●考えが詰まっているが伝えづらい

考えが詰まっているが、まとまりがなく、口に出すと忘れていくので、伝えるのが難しい。

●考えのルート外には飛びづらい

平面的に考えやアイデアが展開しているので、話題がルート外だと、ついていくのが難しい。

特性と差異②思考

定型発達の人は3次元、ASDの人は2次元の言葉の世界

会話をする際には、必要な言葉を言語空間から選び出し、相手に返すというプロセスが行われます。ＡＳＤの人は、こうした会話のキャッチボールが苦手ですが、これは、思考の特性によるものです。

ガールズトークは苦手。意味のない会話ほど難しい

定型発達の人の頭のなかは複数の層からなり、いくつもの言葉が立体的に浮かんでいます。いわば、３Ｄ世界のようなイメージです。

こうした立体的言語空間にいるので、話題が転換しても言葉をとり出しやすく、会話がスムーズです。

一般的に質問されたときには、関連するふたつ程度の言葉が頭に浮かび、そのなかから選択するので、さほど悩まずに答えられます。話題が飛んでも、それに関連する言葉をすぐに見つけられます。

一方、ＡＳＤの人はシングルレイヤー思考です。

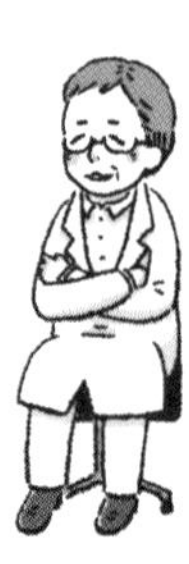
ASDの人が、答えを出すのに
時間がかかるのは、
たくさんの可能性のなかから、
より正確な解答を
導き出そうとするからです。

言葉が平面的に連なって、巻物の地図を延々と広げているような状態で、なかなか答えにたどりつきません。質問されると、平面に並んだ無数の考えから選択しなくてはなりません。正確に答えようと言葉に詰まってしまいます。話題が思考ルートを突然外れるとついていけなくなるため、次から次へと話題が飛ぶようなガールズトークは苦手です。

思考を視覚化し、推敲するプロセスが必要

このように、ＡＳＤの人が言葉に詰まるのは、マインドマップ状に広がった言語空間から言葉を選ぶことが難しいからです。さらに、言語記憶や作業記憶を保つことが苦手なため、話しているうちに話の内容や自分の言ったことを忘れてしまうという理由もあります。

このため、キーボードで言葉を視覚化するなどの方法が、有効なツールのひとつとしてあげられています（Ｐ80）。話し言葉を文字にして推敲すれば、自分の考えをきちんと相手に伝えられるようになるからです。

ＡＳＤの人は、言葉に詰まったからといって、考えていないわけではありません。逆に、言いたいことがありすぎて話せないのです。アウトプット方法を工夫することができれば、スムーズにコミュニケーションをとれるようになるはずです。

どちらがリアル？　仮想空間こそ自分らしくいられる

ASD の人にとってインターネットの仮想空間で生きるのは、現実社会よりストレスが少ないと考えられます。仮想空間では、アバター（分身）をつくり、ASD であることを公表し、コミュニティに参加している人も。アバターを通じチャットで会話をすると、文字を通じて自分の思考を確認でき、会話を成立させることができます。仮想空間のほうがリアルに自己表現できるのではないかという説も出ています。

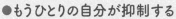

本音と建て前がわからないことがありませんか？

定型発達　自分やその状況をうちなる自己が制御する

定型発達の人は、本音と建て前を使い分けます。相手が不快にならないように言葉を選び、立場を考えて頭を下げます。これは、頭のなかにもうひとりの自分がいて、自分をモニタリングしながら、言動をコントロールしているからです。

●もうひとりの自分が抑制する

自分のなかの自己が、自分の言動を頭のなかで確認し、コントロールしている。

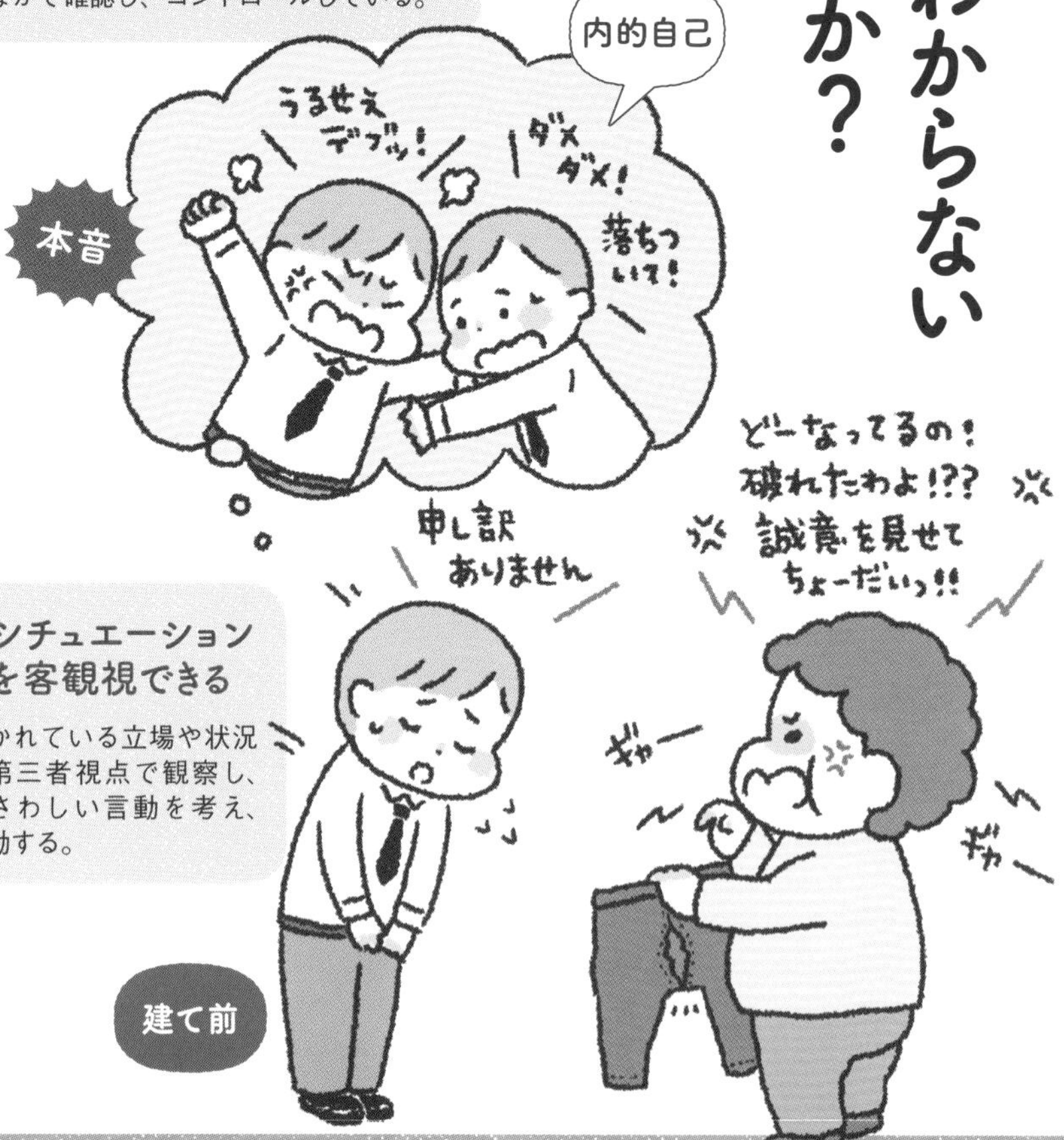
内的自己
うるせえデブッ！
ダメダメ！
落ちついて！
本音
申し訳ありません
どーなってるの！
破れたわよ!??
誠意を見せてちょーだいっ!!
ギャー
ギャー
建て前

●シチュエーションを客観視できる

置かれている立場や状況を第三者視点で観察し、ふさわしい言動を考え、行動する。

ASD　自分の思考や場の雰囲気をモニタリングできない

ASDの人は視覚が優位なので、見たままの情報をそのまま口にしがちです。それが、相手がいやがることであっても、立場を客観的に把握できず、発言してしまいます。目上の人に失礼な話し方をし、トラブルになることもあります。

●正直で悪意はない

頭のなかに浮かんだことをそのまま言葉にする。正直で他意、悪意などはない。

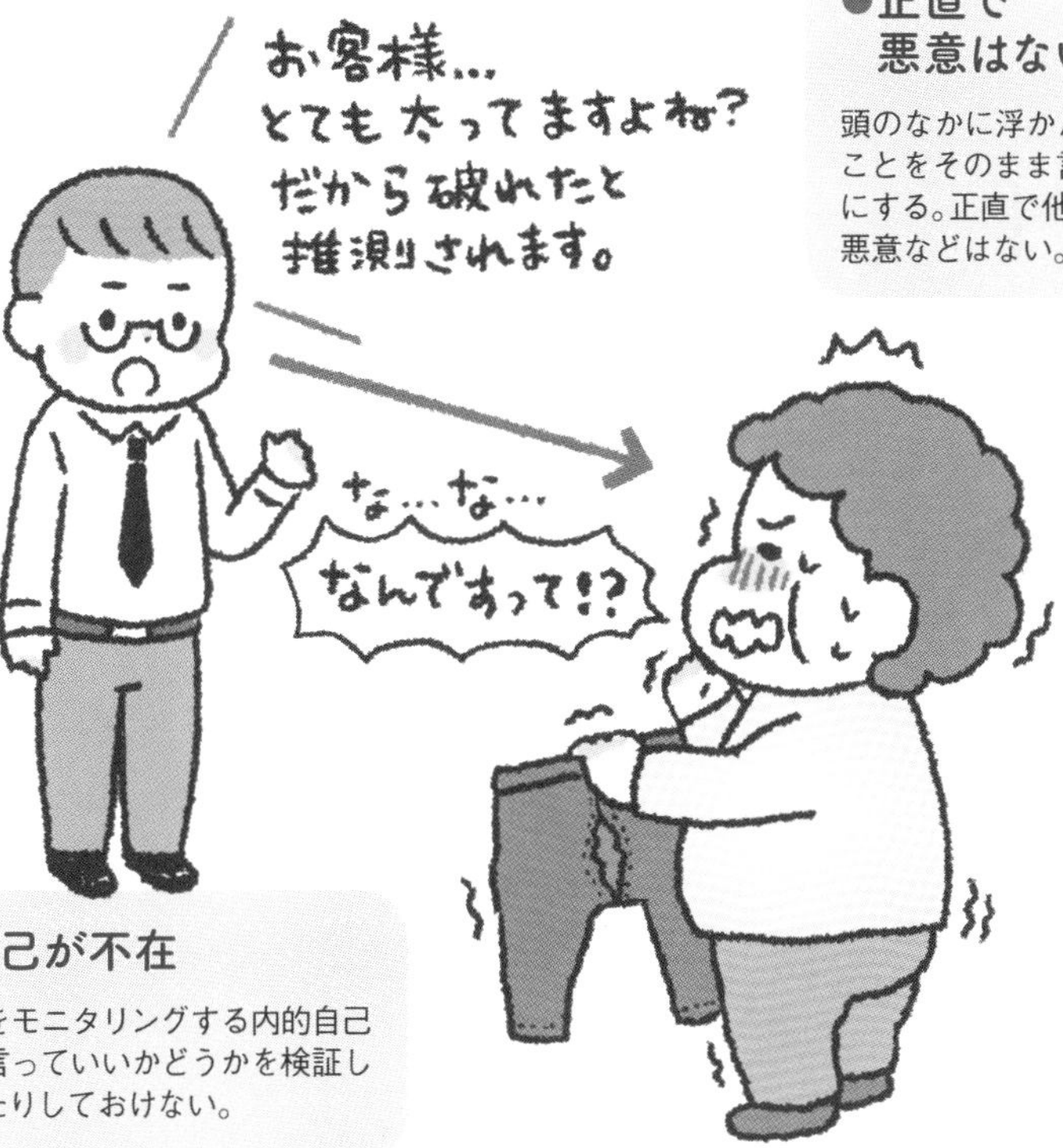
お客様…
とても太ってますよね？
だから破れたと
推測されます。
な…な…
なんですって!?

●内的自己が不在

自分の言動をモニタリングする内的自己がいない。言っていいかどうかを検証したり、控えたりしておけない。

●立場を考えるのが苦手

他人への関心が薄く、自分とは違う立場の人の気持ちを考えるのが苦手。

●見たまま、言葉にしてしまう

視覚情報が優位なので、目に入ったものをつい言葉にしてしまうことがある。

特性と差異③内的自己の有無

頭のなかで会話する習慣が育まれていない

ＡＳＤの人は、「言っていいこととわるいことがわからず、相手を不快にさせる」と指摘されます。

母親との会話をとり込み、内的自己を育む

人は、頭のなかでさまざまなことを思考しています。でも、すべて口にすることはありません。それは、「これは言わないほうがいいよ」などと、もうひとりの自分（内的自己）が言動をモニタリングし、コントロールしているからです。

一般に人は2歳ぐらいまでに、母親などの養育者とやりとりをしながら、内的自己を育みます。母親が話しかける「痛いの？　大丈夫よ」「おなかすいた？　もうすぐごはんよ」などという声かけを、子どもは徐々に自分の思考としてとり入れていきます。成長後は、ひとりでいても頭のなかで、「もうひとりの自分」と会話し、「こうしようか」「やめ

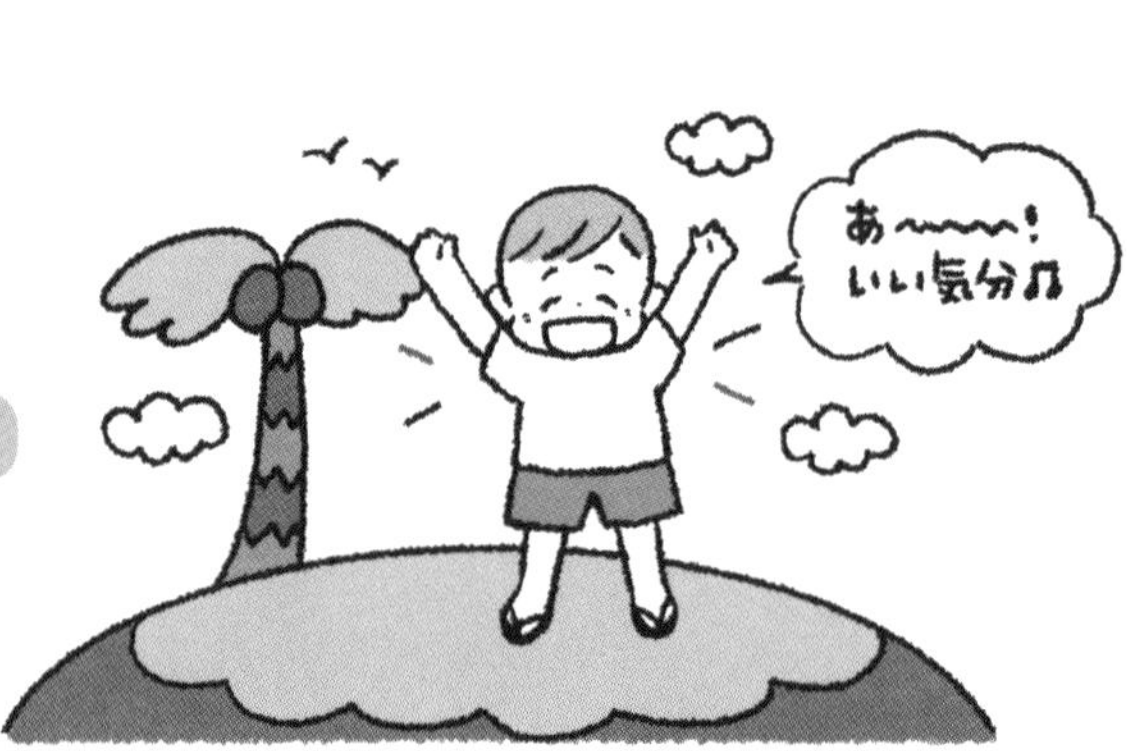

もしも無人島にひとりきりなら……

自分の頭のなかにあることを大声で叫んだりするだろう。

たほうがいいよ」と、思考を深めたり、言動を抑制したりしています。ＡＳＤの人では、自分の母親に気づくのが2～4歳ぐらい。母親とのやりとりが欠けているため、応答ではなく独白で思考を深めます。そのため内的自己がじゅうぶん育まれません。「なんでハゲているの？」などと、思ったことを口に出して、人を怒らせてしまうわけです。

無人島にいれば誰でも「いい気分だな」と声に出して呟くでしょう。でも、まわりに他人がいれば言葉にしません。一方、ＡＳＤの人は、周囲に人がいても、無人島にいるときのように言葉を発してしまうのです。ただ、ＡＳＤの人が、本来ひとり言として発した言葉の場合は、声のトーンがふだんとは異なるという特徴があります。

定型発達の人は臨機応変に判断を変える

難しいのは、定型発達の人たちの本音と建て前の使い分けの基準です。社会的上下関係のなかで、わざと自分を下位に置き、共感を示し、相手を快くさせるといった、複雑な場のルールを用いたりします。

そのためＡＳＤの人は、社会的立場を理解しづらく、敬語を使うのも苦手です。場の空気を読み、言っていいことと、わるいことを瞬時に判断し、本音と建て前を使い分けるのが困難なのだと考えられます。

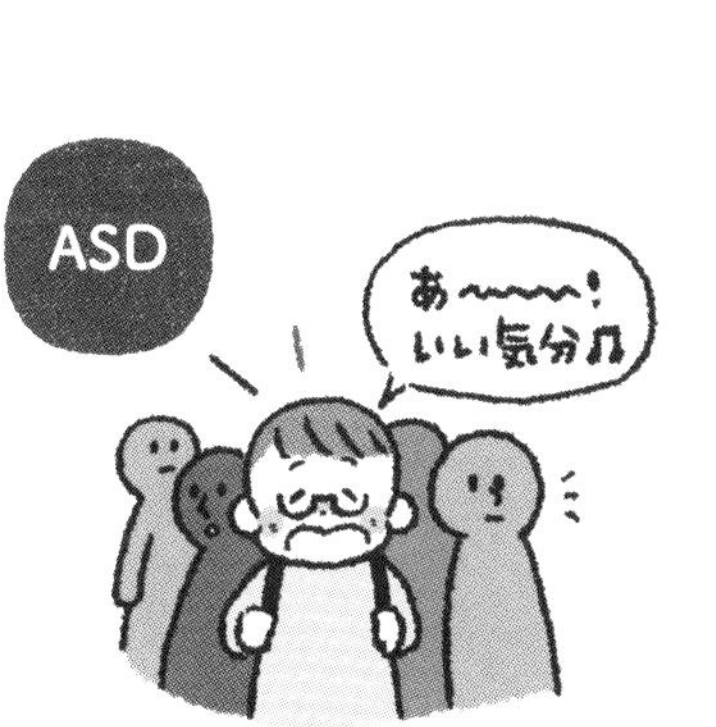
ASD
あ～～～！
いい気分♫

状況判断が苦手なので、ひとり言を頭のなかに留めないで、声に出してしまう。

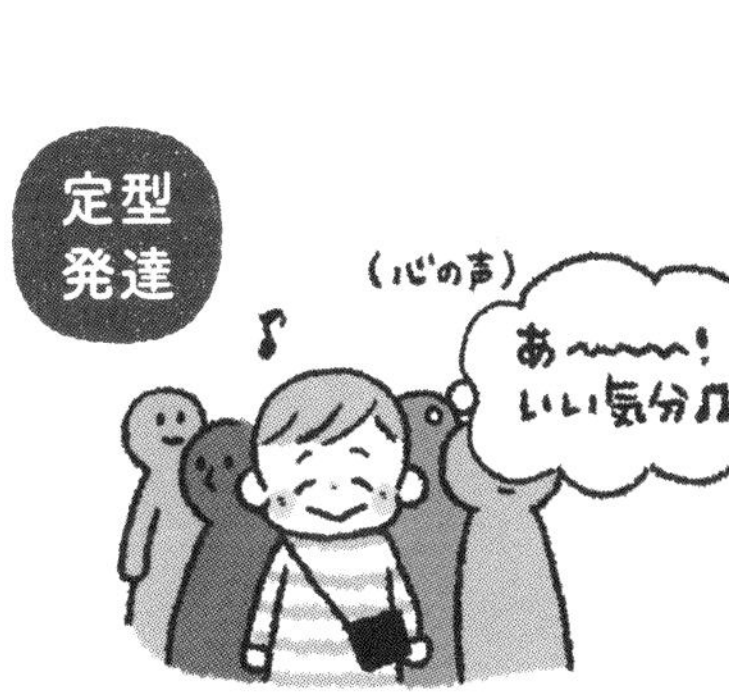
定型発達
（心の声）
あ～～～！
いい気分♫

状況に応じ、言ってはいけないと判断すると、思ったことを口に出さず、頭のなかに留める。

完璧主義でこだわりが強いと言われませんか？

定型発達　過去との共通点を探す。7割程度合致すればOK

定型発達の人は、いわば「7割主義」です。

3割ぐらいできなくても、だいたいできていれば合格と考えます。新しいことに挑戦するときでも、過去の似たような経験を思い出し、共通点を見つけて類推しながら対応できます。

●過去の経験を応用して考える

以前やったことから似ている点を探し出し、その経験を応用して対応しようとする。

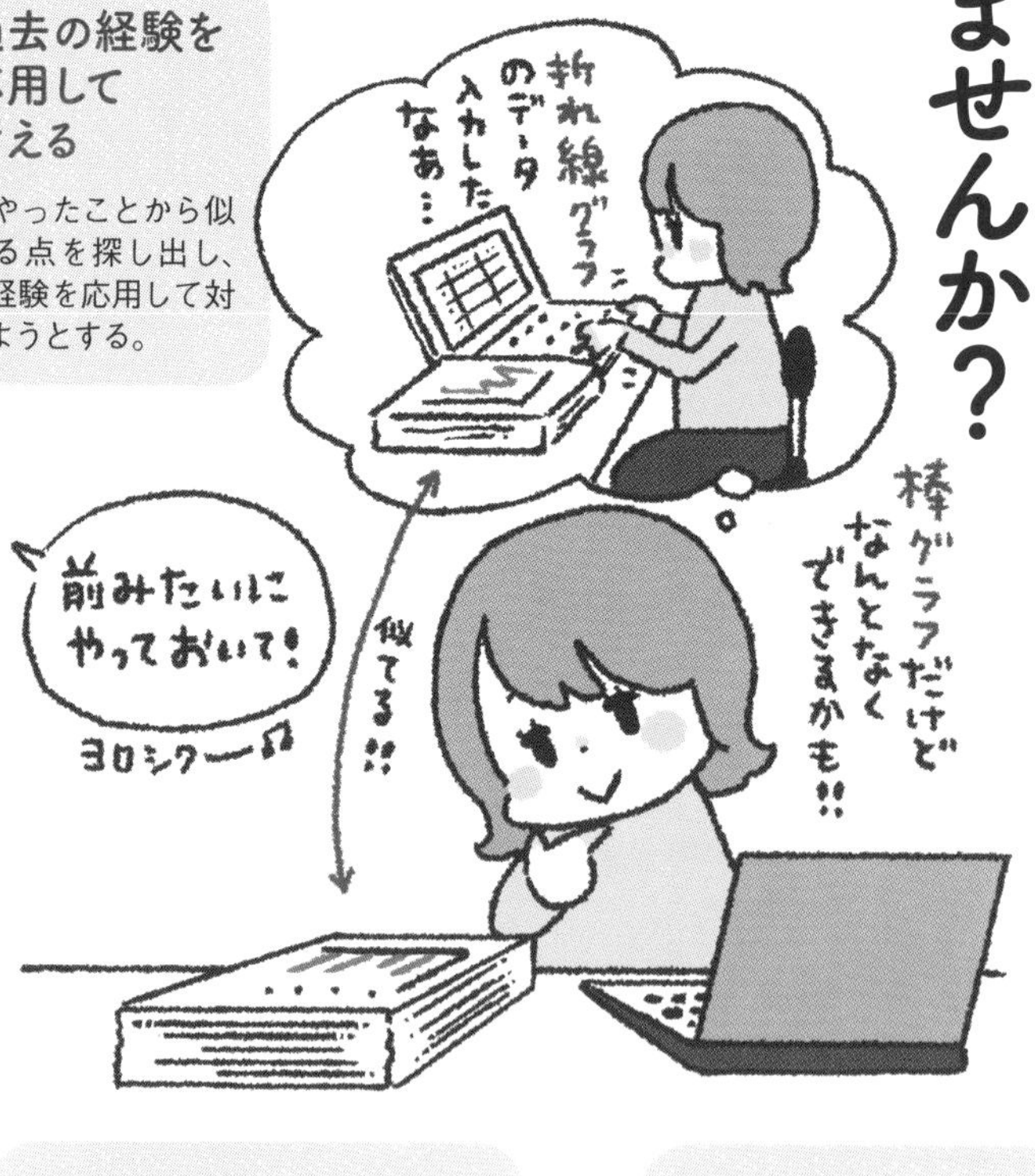

折れ線グラフのデータ入力したなあ…
前みたいにやっておいて！
ヨロシク〜♫
似てる!!
棒グラフだけどなんとなくできるかも!!

●相手の望むことを類推する

判断基準がわからなくても相手の立場で望んでいるだろうことを類推して行動する。

●「だいたい」「適当」でやれる

100%の一致や完成度を求める意識は低い。前回程度にできればよいととらえる。

ASD ひとつひとつを完璧に。100％一致しないと納得できない

ASD の人は、完璧さを求めます。視覚記憶が鮮明なため、わずかでも一致しないと気持ちわるく感じるのです。

似たような経験でも、少しでも異なるとまったく別のものととらえてしまい、経験を生かして類推することができません。

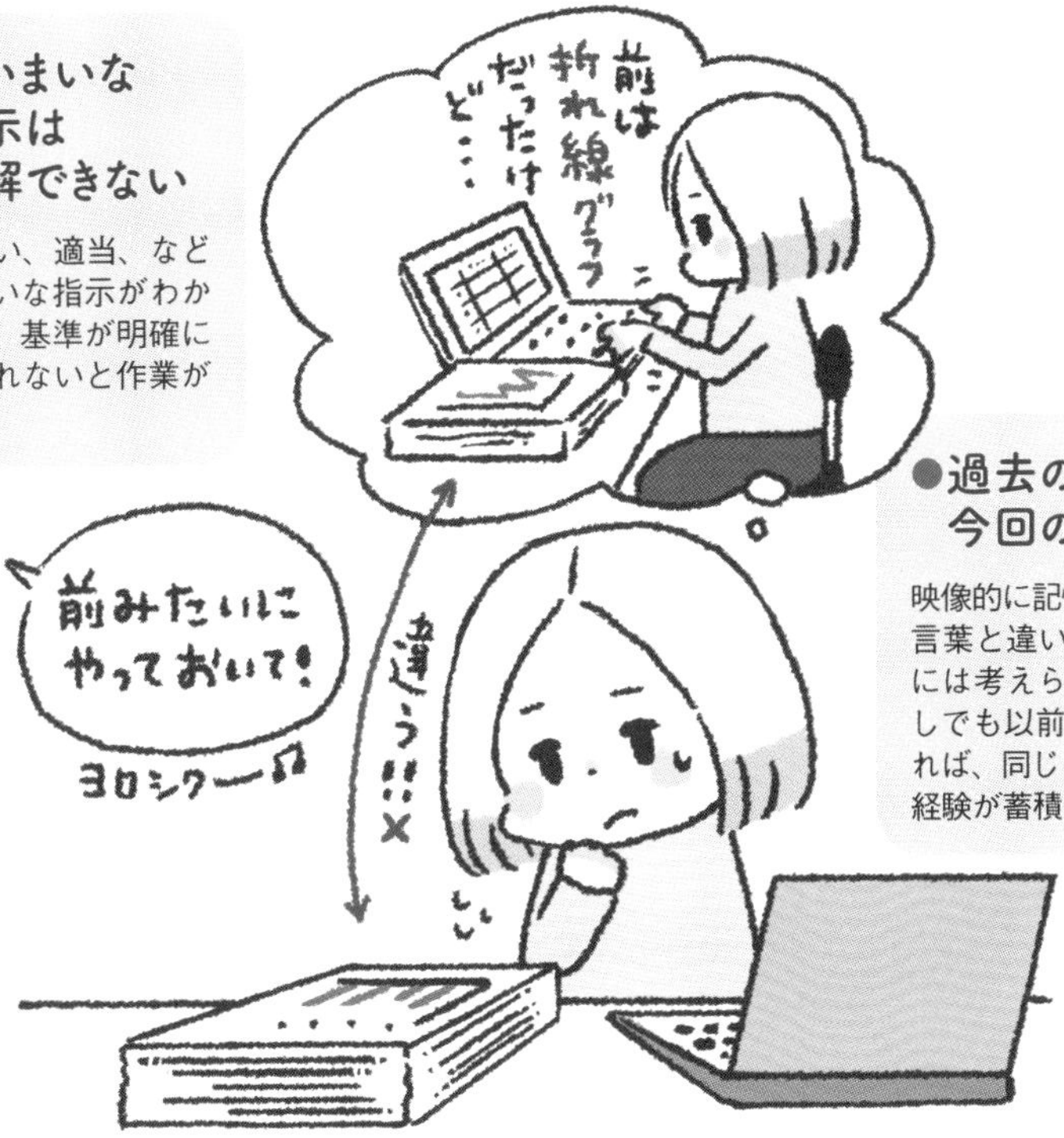
前は折れ線グラフだったけど・・・
前みたいにやっておいて!
ヨロシクー♫
違う!!×

●あいまいな指示は理解できない

だいたい、適当、などあいまいな指示がわからない。基準が明確に設定されないと作業が止まる。

●過去の体験と今回のことは別

映像的に記憶するため、言葉と違い、あいまいには考えられない。少しでも以前と差異があれば、同じとは思えず、経験が蓄積されにくい。

●ビジュアル的に一致させようとする

細部まで一致しなければ「違う」と感じるため、完璧に一致させようと懸命になる。

●わからなければ自分自身で判断

相手の立場で欲しているものを類推するのは難しい。自分自身の基準で判断して行動する。

特性と差異④あいまいさ

映像として記憶に残り、幅をもたせて考えにくい

定型発達の人は、ひとつの仕事を教わると、似たような仕事は教わらなくてもこなすことができます。ＡＳＤの人では、「同じようにやって」と言われても、どうすればいいのかわからず、途方に暮れてしまいます。この違いはどこからくるのでしょうか。

ＡＳＤの人は最初に体験したことが強く影響する

ＡＳＤの人は、言語より視覚で記憶する傾向があります。しかも、最初に体験したことを、鮮明な映像で頭に刻み込みます。そのため、少しでも前見たものと異なると「別のもの」として認識してしまいます。

例えば、定型発達の人では、一度「新宿」の繁華街を歩く経験をしていれば、渋谷の繁華街を歩くことを怖がりません。ところが、ＡＳＤの人の場合、新宿と渋谷は「別のもの」です。同じ繁華街でも、頭に刻んだ新宿の街の映像とは異なり、渋谷を歩くことに恐怖を覚えます。

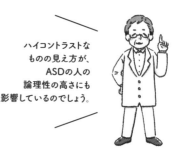

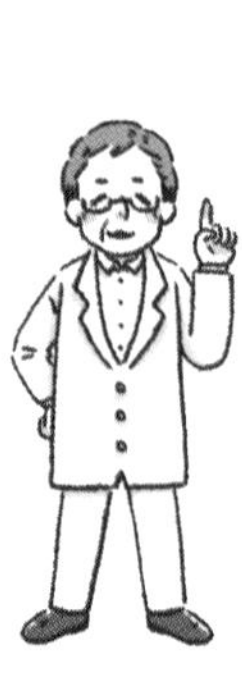
ハイコントラストなものの見え方が、ASDの人の論理性の高さにも影響しているのでしょう。

また、子どもに「店では商品を買うものだ」と教えると、A店でもB店でも「商品を買う」ことができます。ＡＳＤの場合は、「A店でお菓子を買う」と、その映像が脳に刻まれます。店がB店に変わると、さらにお菓子以外の商品になると、「買う」という行為は適用されません。

このように、とくに最初の記憶が強く印象に残り、次の経験として応用されないのです。

仕事をしているとき、ＡＳＤの人が「同じようにやって」と言われて途方に暮れるのは、こうした特性によるものです。

定型発達の人は完璧さを求めていないことも多い

ＡＳＤの人は、鮮明な映像記憶に加え、「白か黒か」というハイコントラストで世のなかを見ています。あいまいなグレーな部分が排除され、正確に一致しないと同じと見なすことはできません。

定型発達の人はここまでの一致を求めません。7割一致すれば合格。むしろ重視するのは、完璧さよりも臨機応変な対応です。

ＡＳＤの人が、あいまいさや論理的矛盾が気になり指摘すると、定型発達の人は、ＡＳＤの人を融通がきかないと感じたり、自分が責められたように感じ、「反抗的で失礼だ」と不快に感じたりするのです。

5回の失敗で、「お菓子を買うこと」を理解した少年

ある少年はよく、試食販売で食べ物をもらっていました。あるとき、棚のお菓子をとって袋を開けてしまったので、母親が「買ってからね」と諭しました。ところが少年は、別の店で再び勝手にお菓子を開けようとし、母親に止められました。前の店でダメなことが、別の店でもダメとはわからなかったのです。同じことを５つの店でくり返した後、「お菓子は勝手に開けるものではなく、買うものだ」と理解したといいます。

人が大勢いるにぎやかな場所は苦手ではありませんか？

定型発達 パーティに参加することで、相互理解が深まるのが喜び

定型発達の人は、人と共感することに喜びを感じます。友だちと食事やおしゃべりを楽しみ、同じ体験をしながら仲間意識を高めます。

パーティなどで新しい人に出会い、多くの人と交流することに刺激を受け、気分が高揚します。

●相互のやりとりで共感を覚える

声や動きを相手と一致させることで、一体感、共感を覚える。仲間意識が強まる。

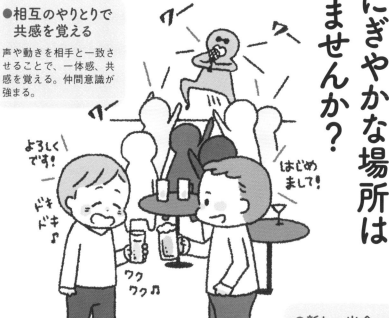

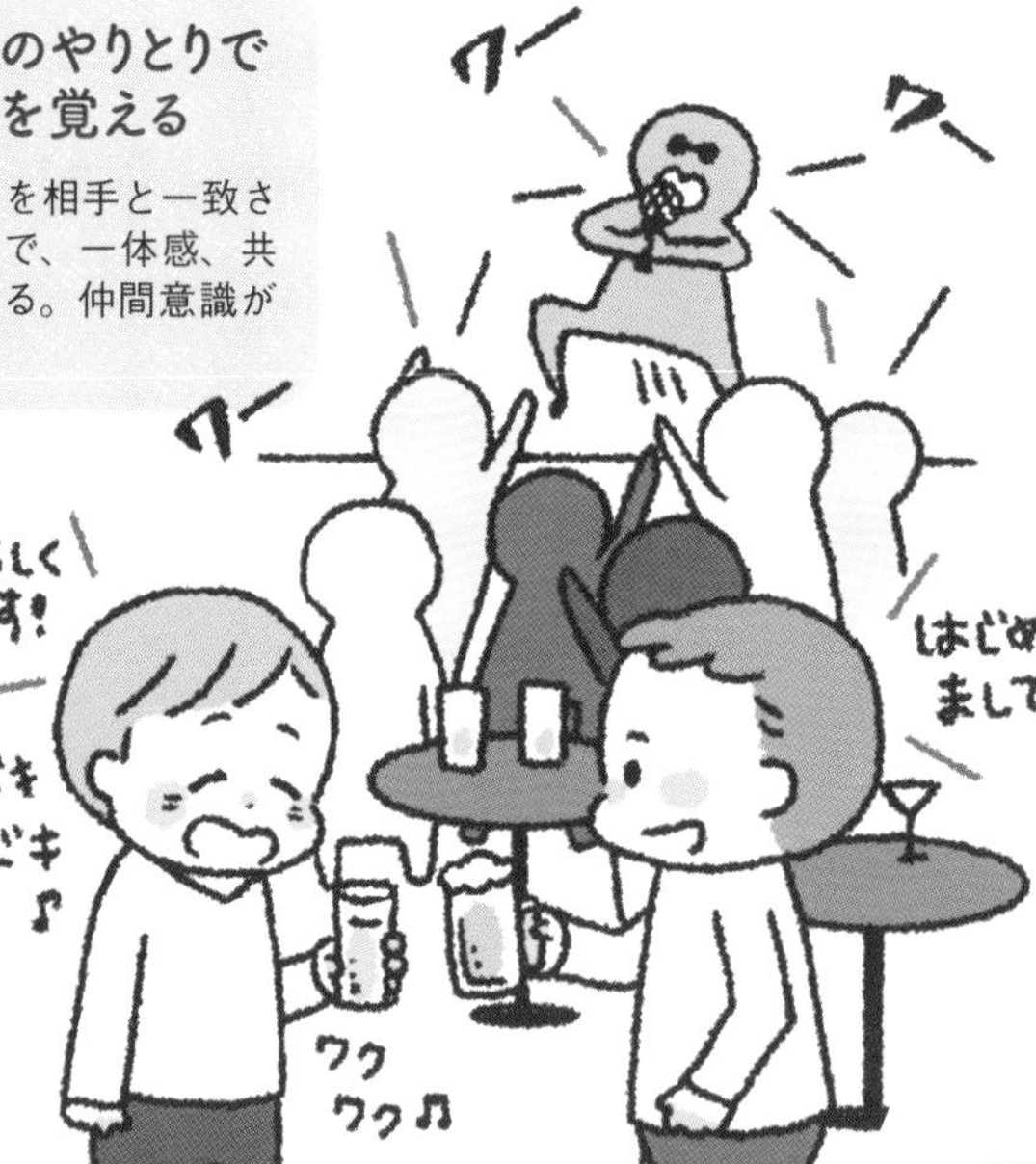

●新しい出会いが刺激となり気分が高揚

見知らぬ人と出会ったり、初めての場所を訪れたりすると好奇心が刺激され、気分が高揚し楽しいと感じる。

●同じ時間・空間で過ごすことに意義がある

一定時間、同じ空間でともに過ごすことにより、言語・非言語情報を交換し合うことができ、親密度が増す。

ASD 高揚するよりも穏やかに。「いつもと同じ」に安心を求める

ASDの特性のひとつに、感覚器の過敏さがあります。音、においなどが強い刺激になります。また、複数の人の話を聞きとるのが苦手。初対面の人や新しい経験は緊張し、帰宅するとぐったりしてしまいます。慣れた場所で静かに過ごすことが喜びです。

●あたたかく受け入れてくれる場所は必要

人を完全に遮断したいわけではなく、自分を受け入れてくれ、リラックスできる仲間や家族は必要。

●気に入ったものに囲まれて安心したい

慣れ親しんだモノが、いつもと同じ場所に配置されて、いつもと同じようにくつろぐことで安心を感じる。

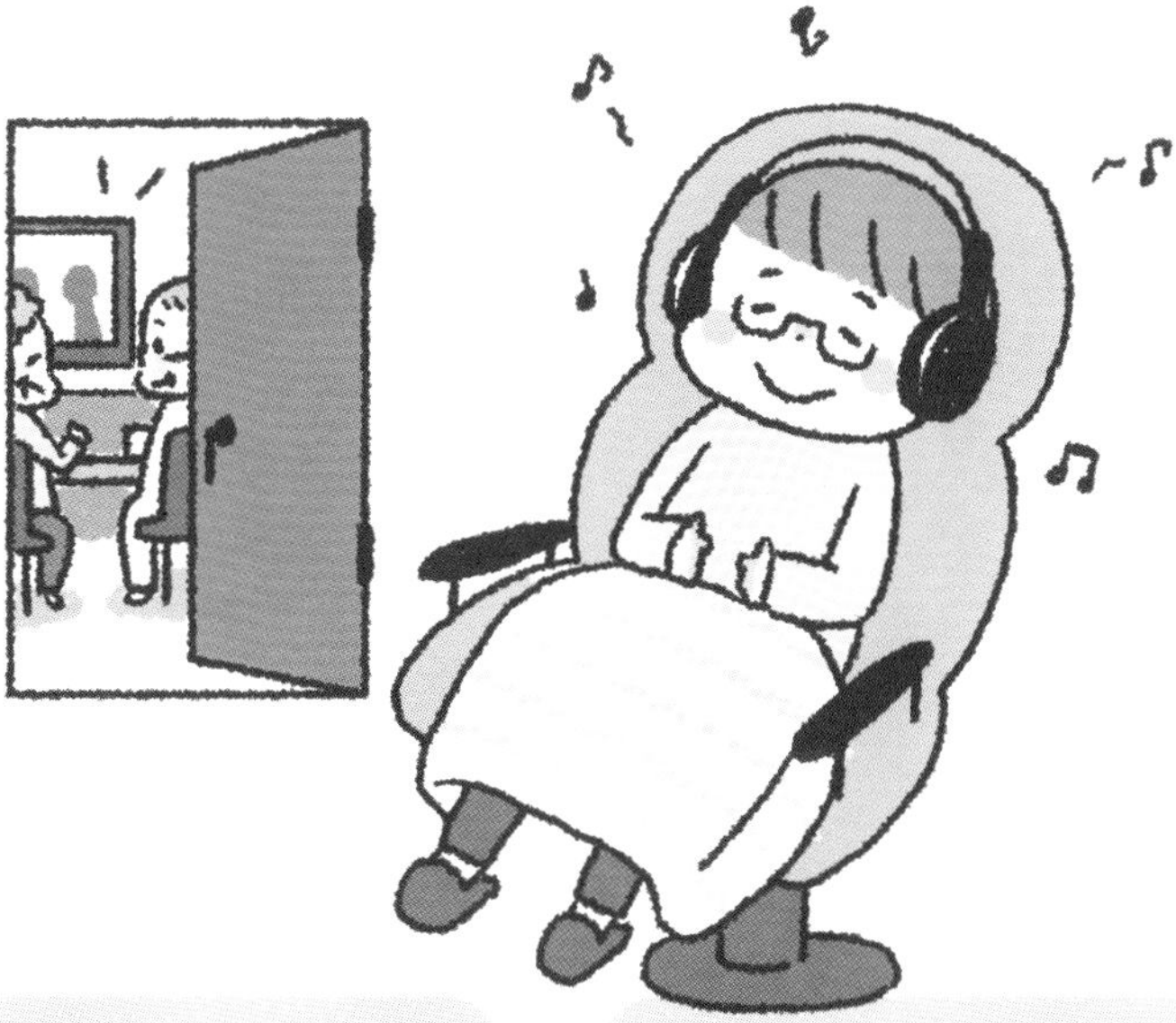

●ひとりでいると気が休まる

他者や異空間で受ける刺激にストレスを覚える。ひとりで静かに過ごす時間が必要。

●人が多いと話が聞きとれない

複数の人が同時に話すと、聞きとることができず、会話の流れを理解するのが難しい。

特性と差異⑤喜び

情報の受けとり方が違う。「共感」より「安心」が喜び

パーティや仲間との食事を、ＡＳＤの人はあまり楽しいとは思えません。「人との共感を求めない」というＡＳＤの特性によるものですが、感覚器にみられる過敏性も原因だと考えられます。

感覚器の情報処理の違いで、喜びの質が違う

人によって症状は異なりますが、ＡＳＤの人の場合、定型発達の人では気にも留めないような小さな音が、頭に鳴り響くように聞こえたり、日の光が耐えられないほどまぶしく感じたりします。

複数の人がワイワイガヤガヤ話していると、会話がうまく聞きとれず、話題についていけなくなることもあります。また、「普通」の感覚がつかめず、人との「適度な距離」が保てず、近寄りすぎたり、離れすぎたりしてしまいます。パーティなどの華やかな場では、音や光、人からの刺激をたくさん受け、緊張し、疲れ果ててしまいます。

ASDの人には困難だらけ

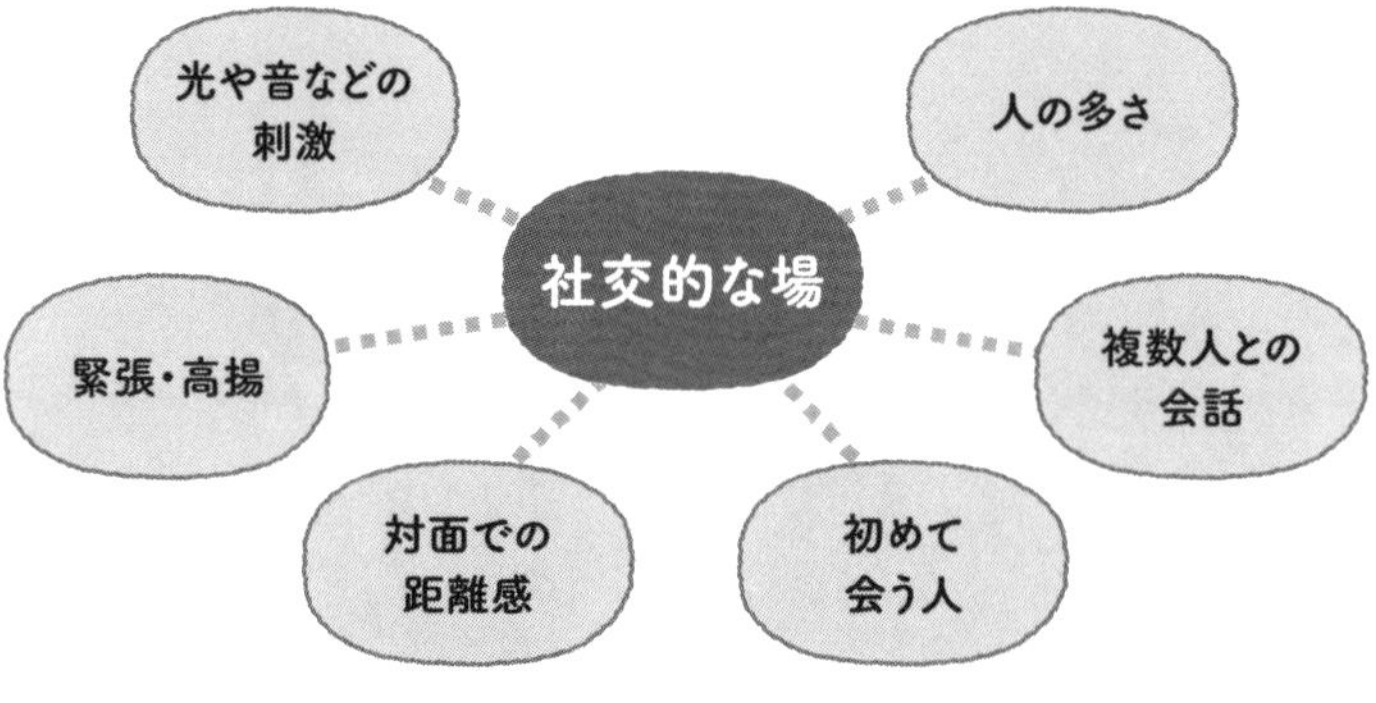

定型発達の人とは、五感の情報処理が異なっているため、パーティなどを楽しめないのはしかたありません。本人は他人の何倍も強い刺激を受け、つらい思いをしているのです。

ＡＳＤの人の日常はイベント状態。緊張で疲れやすい

過敏な感覚器のために強い刺激を受けつつ、人と同じように行動しようと努めているので、ＡＳＤの人の毎日は、緊張の連続です。「失敗しないように」と、まるでロボットスーツに身を固めたように、ガチガチになって頑張っているのです。

しかも、ＡＳＤには、運動機能的な特性もあります。

人と同じように行動しようとしてもうまくまねできず、それがストレスを増やします。また、筋肉の緊張がほぐれにくく、慢性的に頭痛や肩こり、首の痛みに悩まされる人もいます。

このため、多くのＡＳＤの人は、家に帰るとロボットスーツを脱ぎ捨てたような解放感を覚え、しばらくぐったりとして動けなくなってしまうこともあります。なにもせずにごろごろしたり、スマホを見続けたりしていると、家族からだらしないと言われることもありますが、新たなエネルギーを蓄えるためには必要な休息なのです。

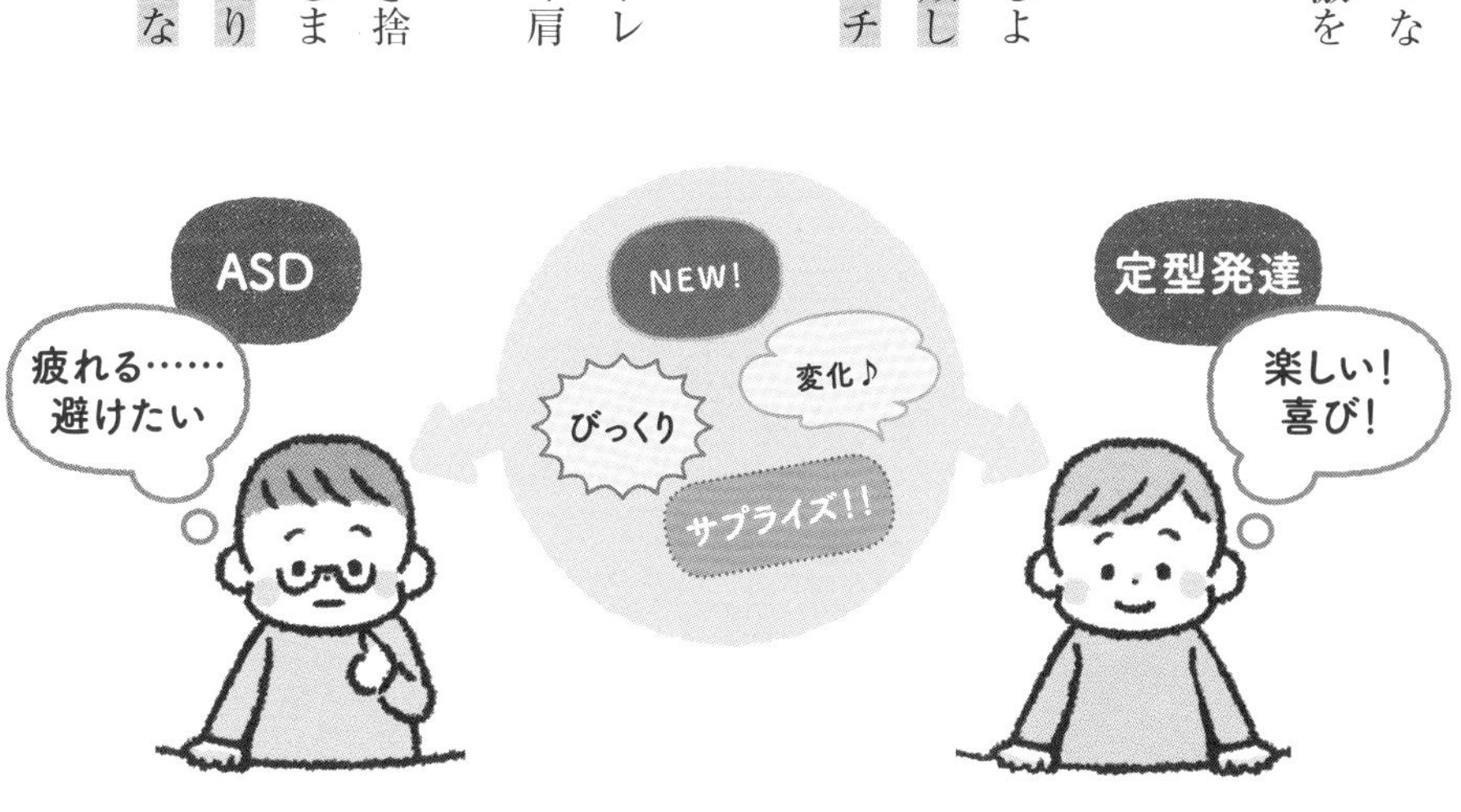

「なんでそんな顔するの？」と指摘されたことはありませんか？

定型発達　見てまねることで、共感をアピールする

定型発達の人は、仲間と共感することに喜びを感じます。相手の感情を直感的に察知することができ、自分でも同じ感情をアピールします。

感情の交流には言葉だけでなく、表情やしぐさなどノンバーバルな表現が欠かせません。

聞く

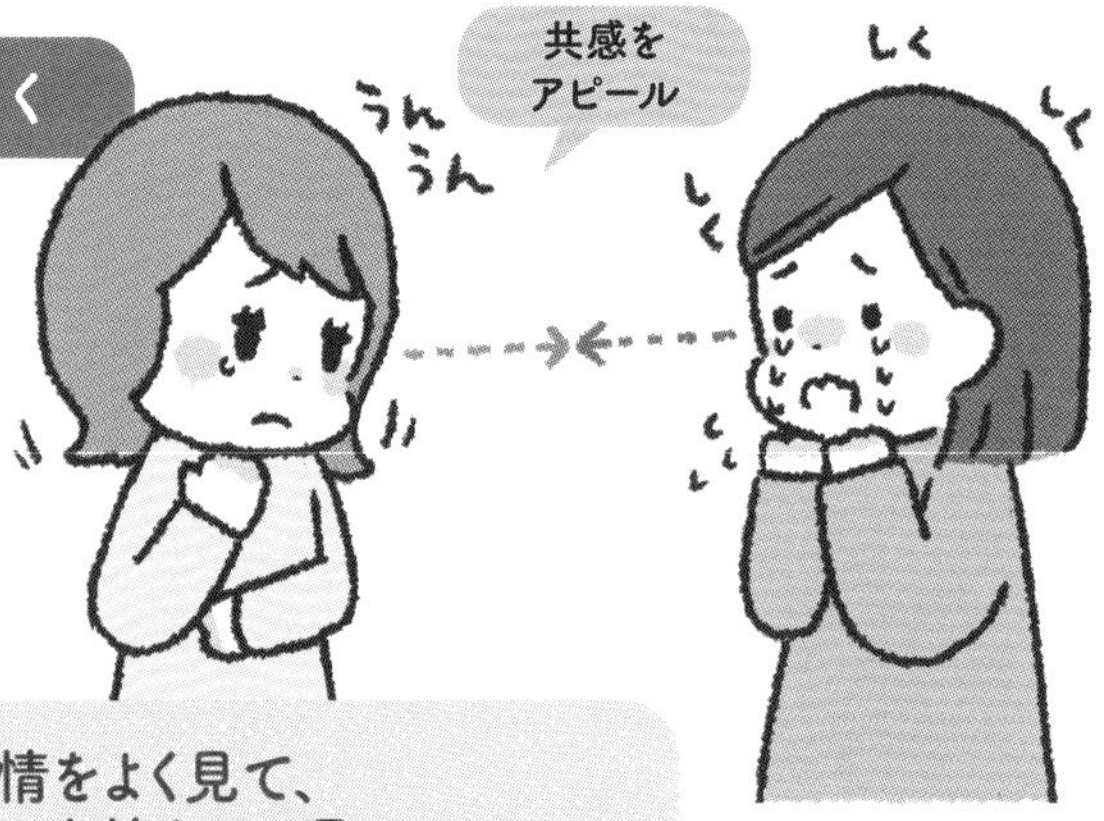
共感をアピール
うんうん
しくしく

●表情をよく見て、同じ表情をして見せる

とくに意識しなくても相手に同調し、同じ表情をすることで共感を表すことができる。

伝える

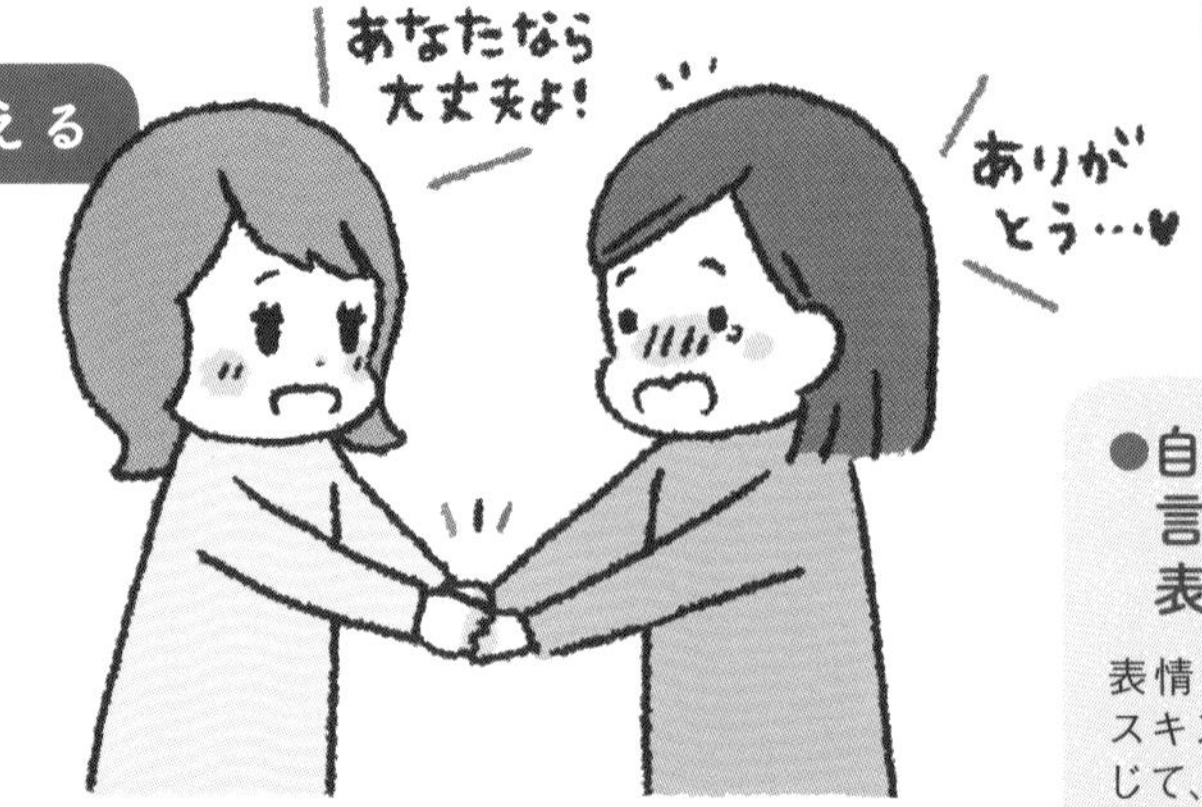
あなたなら大丈夫よ！
ありがとう…♥

●自分の感情を言葉以外の表現で伝える

表情や身ぶり手ぶり、スキンシップなどを通じて、自分の感情を相手に伝えようとする。

ASD　目を見るのが怖い。相手を見ないためちぐはぐに

ASD の人は視線を合わせるのが苦手です。「視線ベクトル」への恐怖感があり、相手の目の動きや表情から感情を察することができません。自分の感情を表情に表さず無表情でいることが多く、相手が不安を覚えることがあります。

聞く

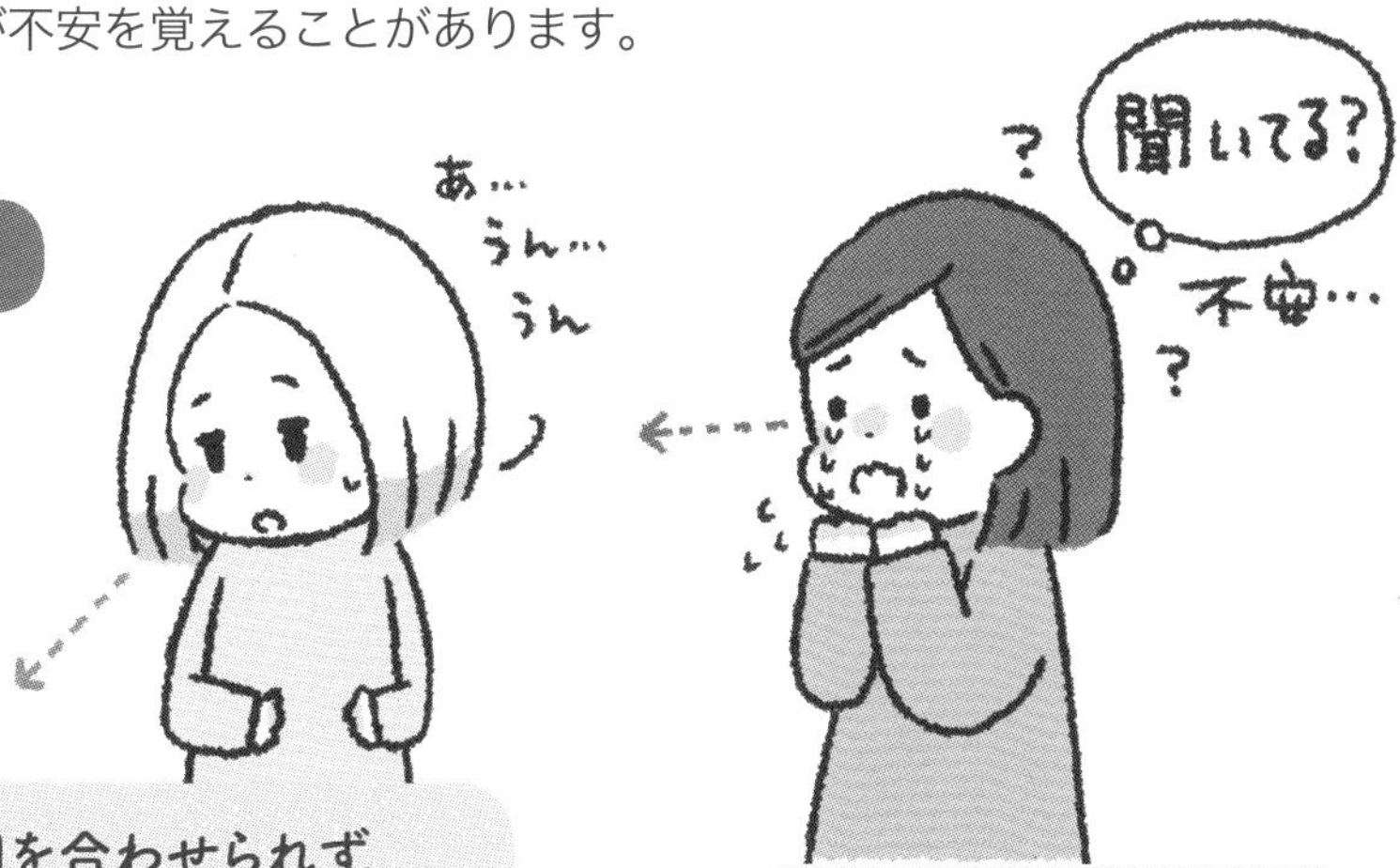

●目を合わせられず、サインを見逃す

視線を合わせることへの恐怖感がある。相手を見ないで話すため、表情を見逃し、無表情になる。

●感情的な相手はより一層苦手

喜怒哀楽が激しい状態の相手と対峙すると、どうしたらよいのかわからず、困ってしまう。

伝える

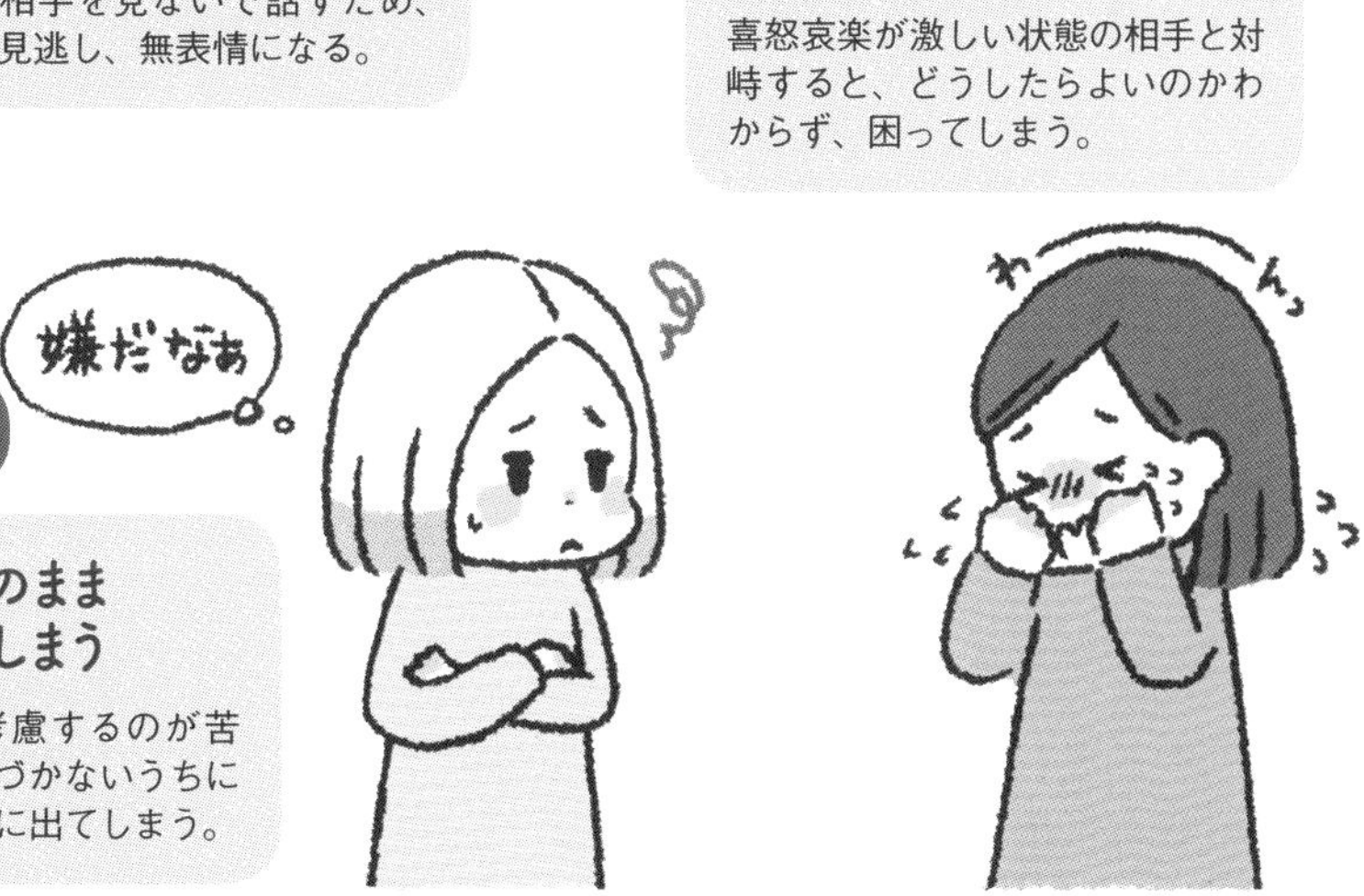

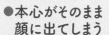

●本心がそのまま顔に出てしまう

相手の立場を考慮するのが苦手。自分でも気づかないうちに困惑や嫌悪が顔に出てしまう。

特性と差異⑥表情

相手の示す感情に気づけない。相手は無視されたように感じる

人は言葉だけでなく、表情やしぐさで感情を表現し、相手の思いも読みとります。ところがＡＳＤの人は、こうした非言語表現が苦手なため、意思の疎通がうまくはかれないことがあります。

ミラーニューロンの働きに違いがあるといわれる

ＡＳＤの人は、人と目を合わせないので、相手の表情を読みとることができません。「表情で感情を表す」習慣がなく、自分から表情をつくることもしません。会話中もほぼ無表情なので、定型発達の人はなにを考えているのか読みとれず、不安を覚えます。

こうした特性は、脳内にあるミラーニューロンという神経細胞の活動の違いによるものと考えられています。

ミラーニューロンとは、他者の表情や行動を見たとき、自分も同じ経験をしているかのように反応するものです。この働きにより、人は他者

顔を見ないことに、妻が怒るのは？

夫がASDの場合、妻が、「夫が自分の顔を見ない」と、嘆くことがあります。人は互いの顔を見ながら情緒的交流をし、愛着を強めます。愛着とは、赤ちゃんとお母さんのあいだに育まれるような絶対的な信頼感。人は、愛着なしに生きることはできません。夫から愛着が得られないと、妻の心はカラカラに渇いて不安定になります。追い詰められて感情的になり、怒りを爆発させてしまうこともあります。

に共感したり、痛みを理解したりできるのです。

ＡＳＤの人は、この細胞の活動が異なっているために、他者の感情を想像できないのではないかと考えられています。

またシングルレイヤー思考の影響で、会話の内容に集中していると、ほかのことを考えづらくなります。このため、人の表情の変化に注意を払うことが難しいという側面もあります。

定型発達の人は、反応・呼応を欲している

人はなにかを決める際、周囲の表情などから得た情報を判断材料にします。心理学では、これを「社会的参照」といいます。

例えば赤ちゃんは、なにかに「挑戦」するとき、母親など養育者の顔を見ます。母親が「大丈夫よ」というようにほほえみかければ安心して行動しますが、不安な顔をしていると、行動しません。

大人の社会でも定型発達の人は、つねにこうした非言語情報をやりとりします。表情で互いの意思を確かめながら社会的参照をしているのです。このため、ＡＳＤの人が無表情でいると、相手は気持ちがわからず不安になります。通常得られるはずの共感や賛同が示されないことにいら立ち、怒りを覚えてしまうことがあるのです。

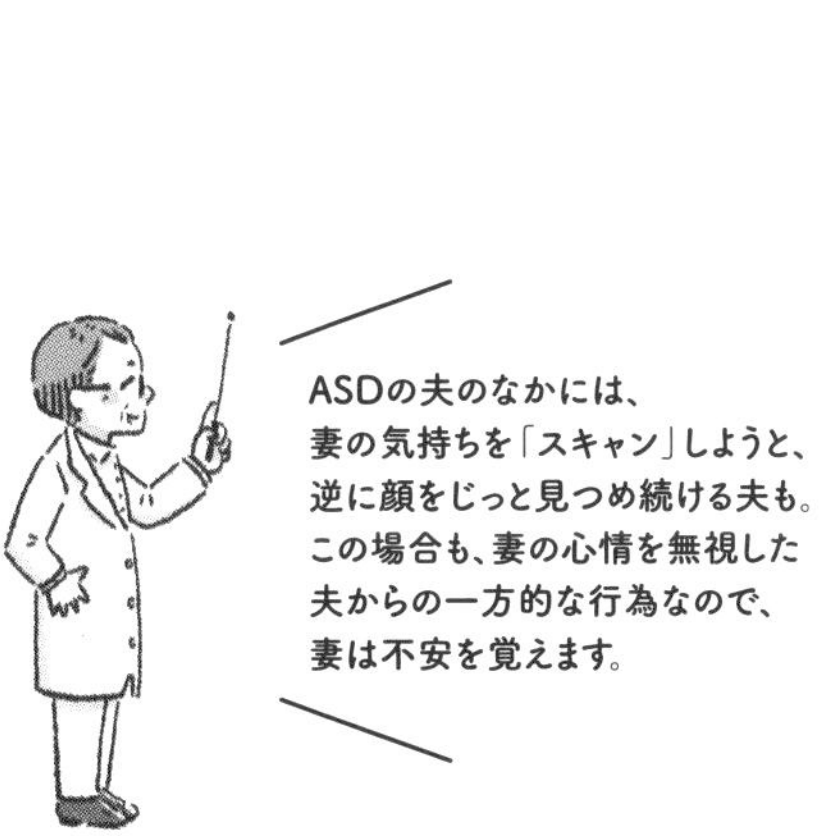
ASDの夫のなかには、
妻の気持ちを「スキャン」しようと、
逆に顔をじっと見つめ続ける夫も。
この場合も、妻の心情を無視した
夫からの一方的な行為なので、
妻は不安を覚えます。

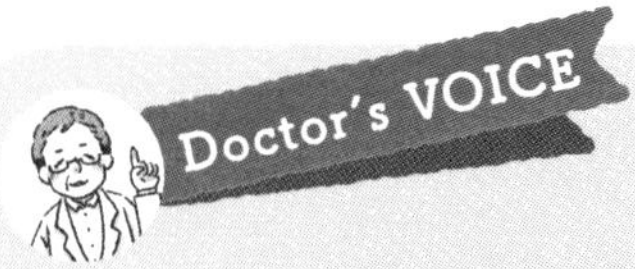

あなたの調子のよさは、何パーセント?

おばあちゃんと少年に聞いた「今日の調子」

　あるASDの男の子が、おばあちゃんと一緒にやってきました。聞くと、調子はよくないといいます。ところがおばあちゃんは、

「調子はまあまあです」

　と、答えます。そこで、

「何%ぐらい調子いいですか?」

　と、おばあちゃんに尋ねると、

「70%ぐらいかしら」

　という数字が返ってきました。一方、男の子は、

「30%ぐらい調子がわるい」

　と、言うのです。要するに、ふたりは同じ状況をネガティブ・ポジティブの両面から見ていたわけです。

　ASDの人は完璧主義。100%でなければ合格点になりません。

　たとえ30%でも調子がよくないと感じれば、「今日は調子がわるい」と、答えてしまうのです。

世のなかは70%理論で回っている

　定型発達の人は「70%で合格」と感じていますが、完璧主義のASDの人に、「世のなかは70%理論で回っている」と言っても通じません。そこで、私は「医者は70%の力で診療するんだよ。100%にこだわると治療が手遅れになることがあるからね。残り30%も、また70%ずつ治していけばいい。するといつかは100%になるものね」

　と、話しました。すると彼は「そうなんだ」と、腑に落ちた様子です。目の前にいて、信頼関係を築いている医師が、「医学でも7割で合格」と言ったので、わかりやすかったのでしょう。

　とくにASDの人は「だいたい」がわからないので、「70%」と、数字で示すと、理解しやすいと考えられます。

Part3

コミュニケーションスキル9

定型発達中心の社会で、孤立せずに生きる術を身につける

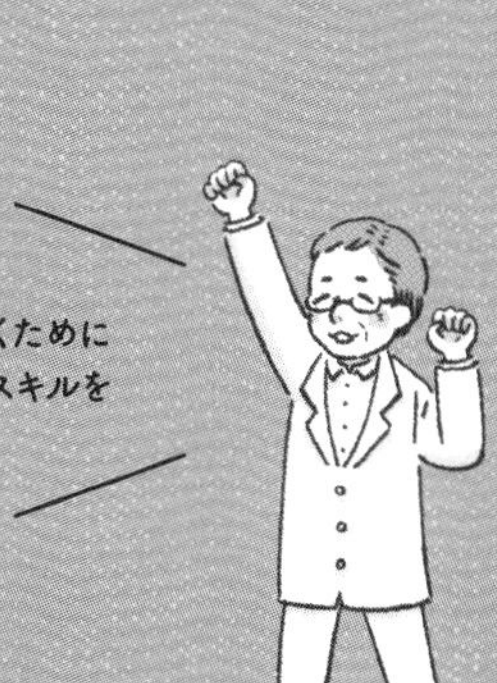
定型発達の社会に
居場所をつくり、生活を築くために
必要なコミュニケーションスキルを
獲得しましょう！

生きやすくするために、自分用のマニュアルをつくる

定型発達の世界を生き抜くマニュアル

自閉スペクトラム症（ASD）の人は、定型発達の人とは感じ方や思考パターンが異なります。違いを認識し、溝を埋めるためのコミュニケーションの型を覚えれば、いやな思いをせずに生きられます。

必要なコミュニケーションスキルを身につけ、社会を生き抜くためのマニュアルをつくってください。

Scene 定型発達の人たちと過ごす

定型発達の人の会話の型をまね、聞き役に回り、相手の話題にうなずき、共感を示せるようになれば、ある程度の時間を難なく過ごすことができる。

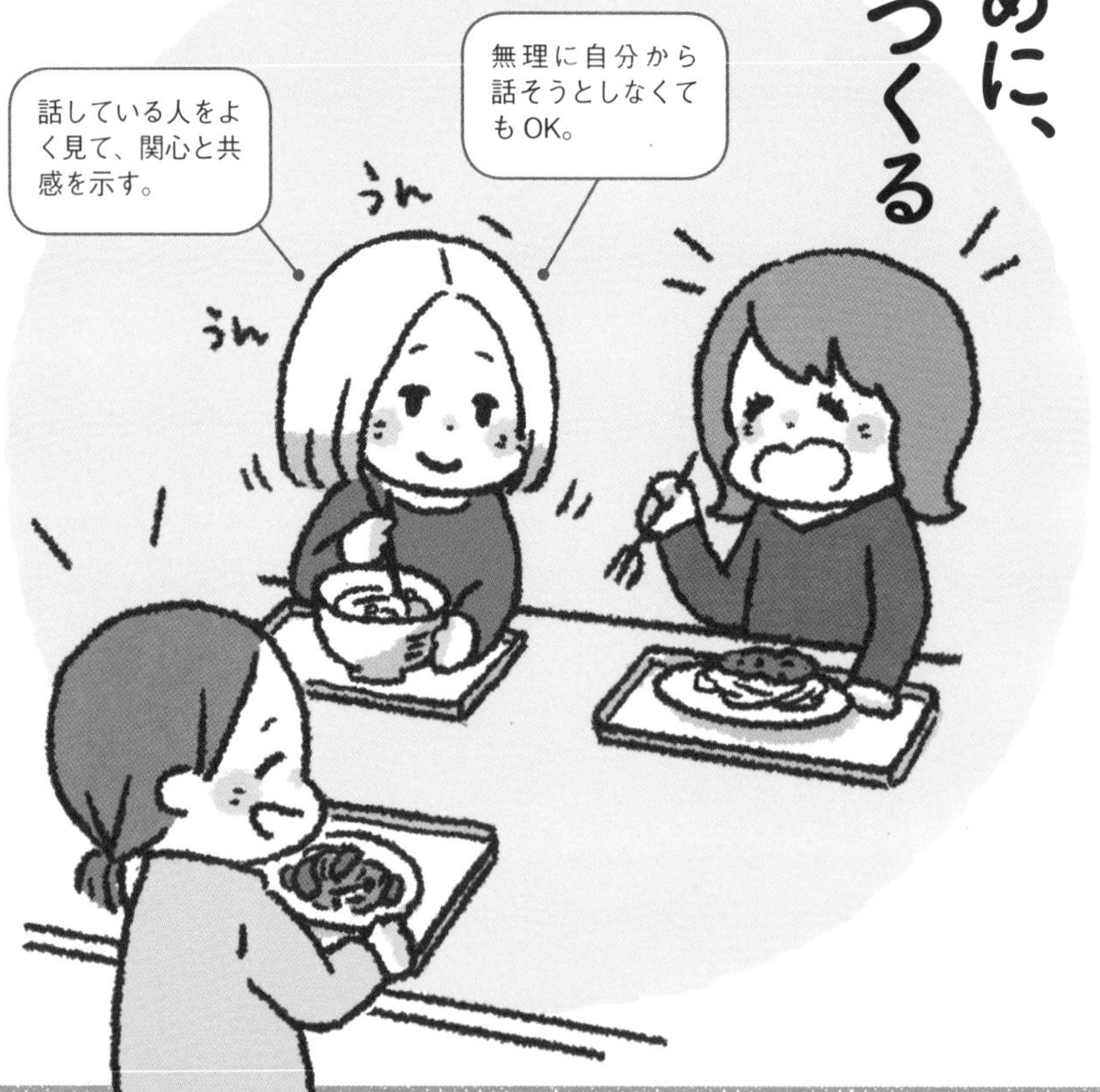
話している人をよく見て、関心と共感を示す。
無理に自分から話そうとしなくてもOK。
うん
うん

Scene

ひとりで静かに過ごす

いつも神経が張り詰めた状態ではストレスがたまる。休み時間にひとりで好きな飲み物や食べ物をもって、本を読んだりし、誰にも邪魔されず静かに過ごす時間をもち、リラックスする。

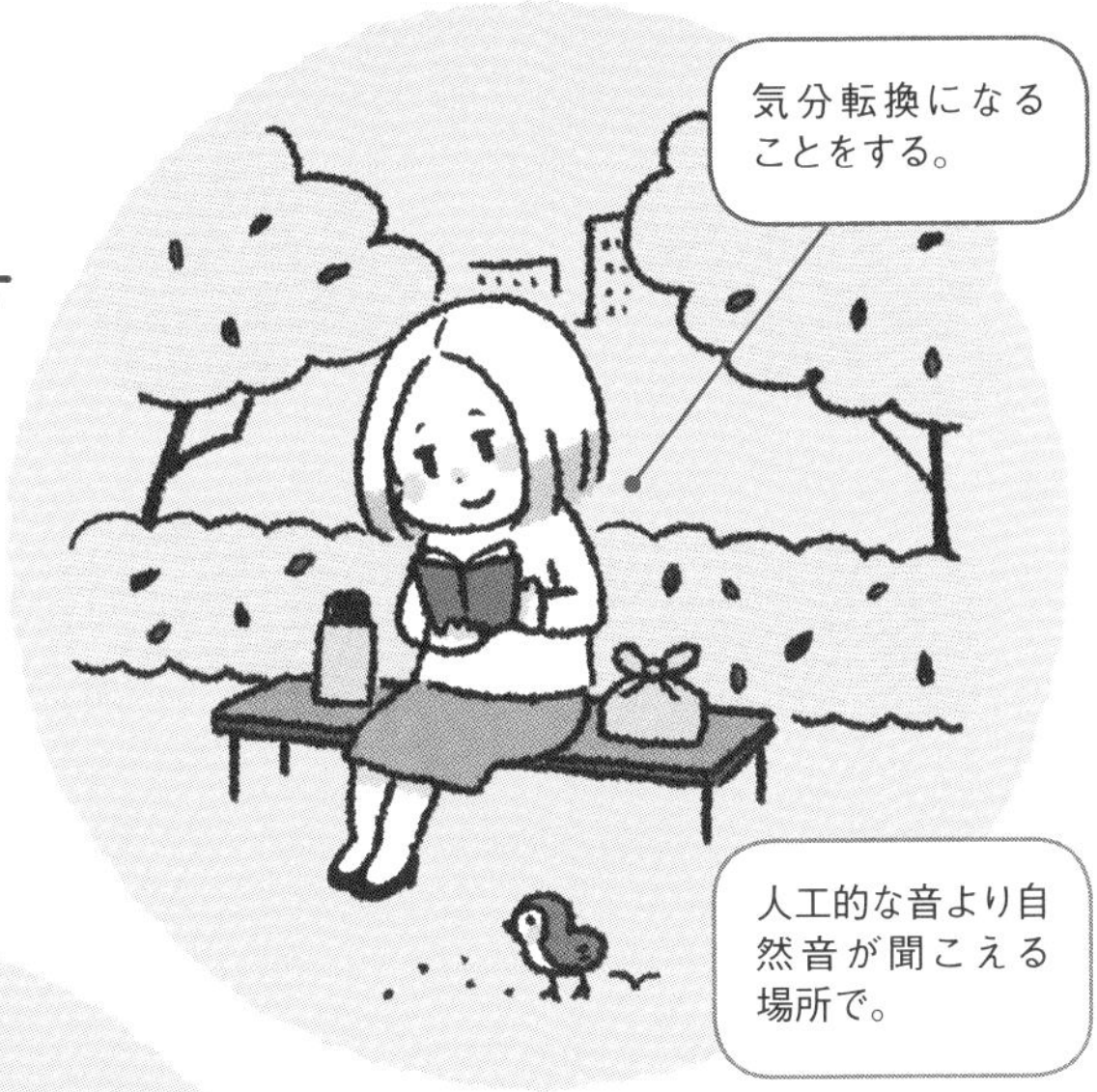
気分転換になることをする。
人工的な音より自然音が聞こえる場所で。

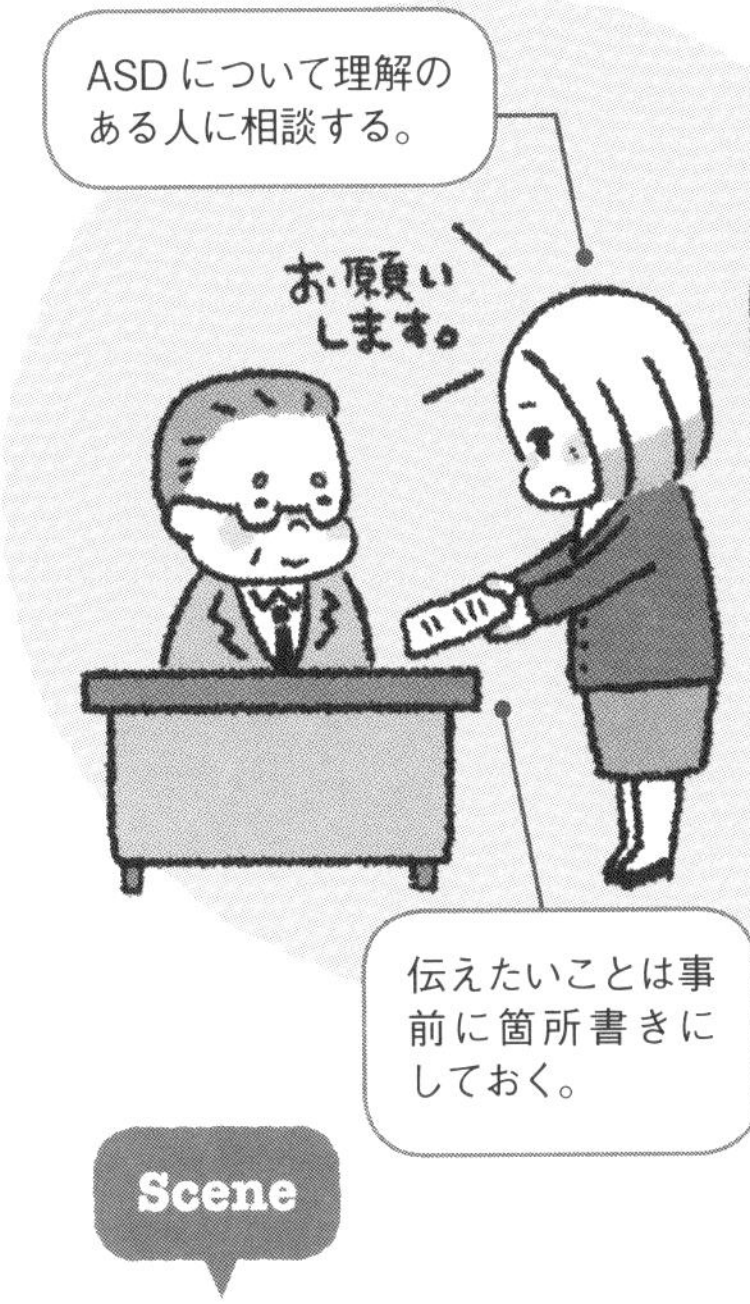
ASDについて理解のある人に相談する。
お願いします。
伝えたいことは事前に箇所書きにしておく。

Scene

がまんせず交渉する

仕事で困っていたり、つらいと感じていたりすることがあれば、箇条書きにし、がまんせず上司や同僚などに相談する。

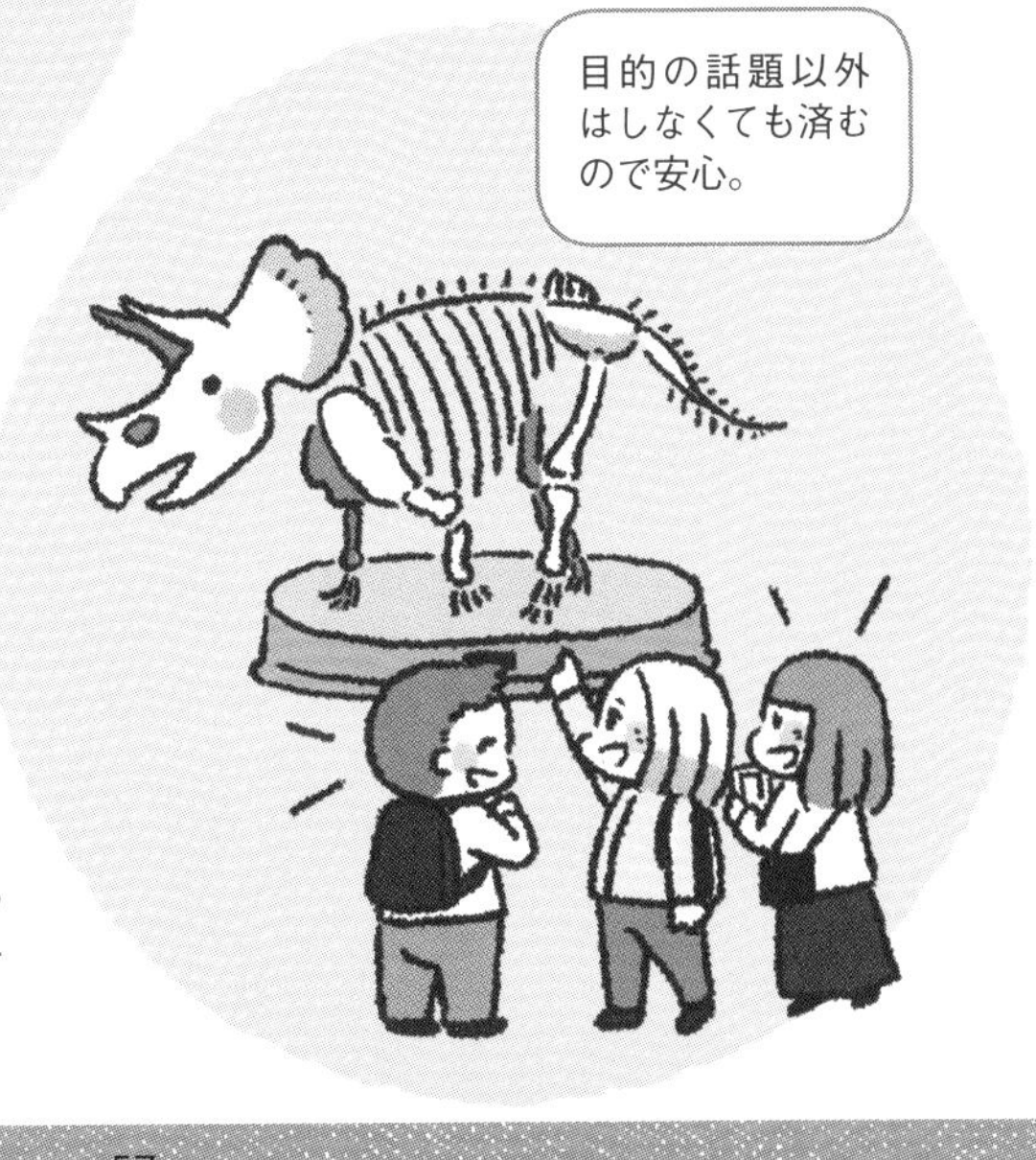
目的の話題以外はしなくても済むので安心。

Scene

リラックスして楽しめる場に参加する

自分の得意分野、趣味などのコミュニティに参加し、自分の興味のある話をする。このようなコミュニティを複数もつようにする。

アバターを操縦するように、状況を俯瞰して見る

相手とのやりとりを客観視できる

相手の立場や気持ちを理解するために、自分と相手とのやりとりを、離れたところから見る「第三者視点」をもつようにします。自分自身をアバターに見立て、アバターをコントロールするつもりで状況を見るのです。相手の気持ちをイメージし、自分がどうふるまえばいいのか理解しやすくなります。

現実にやりとりする自分自身をアバター化

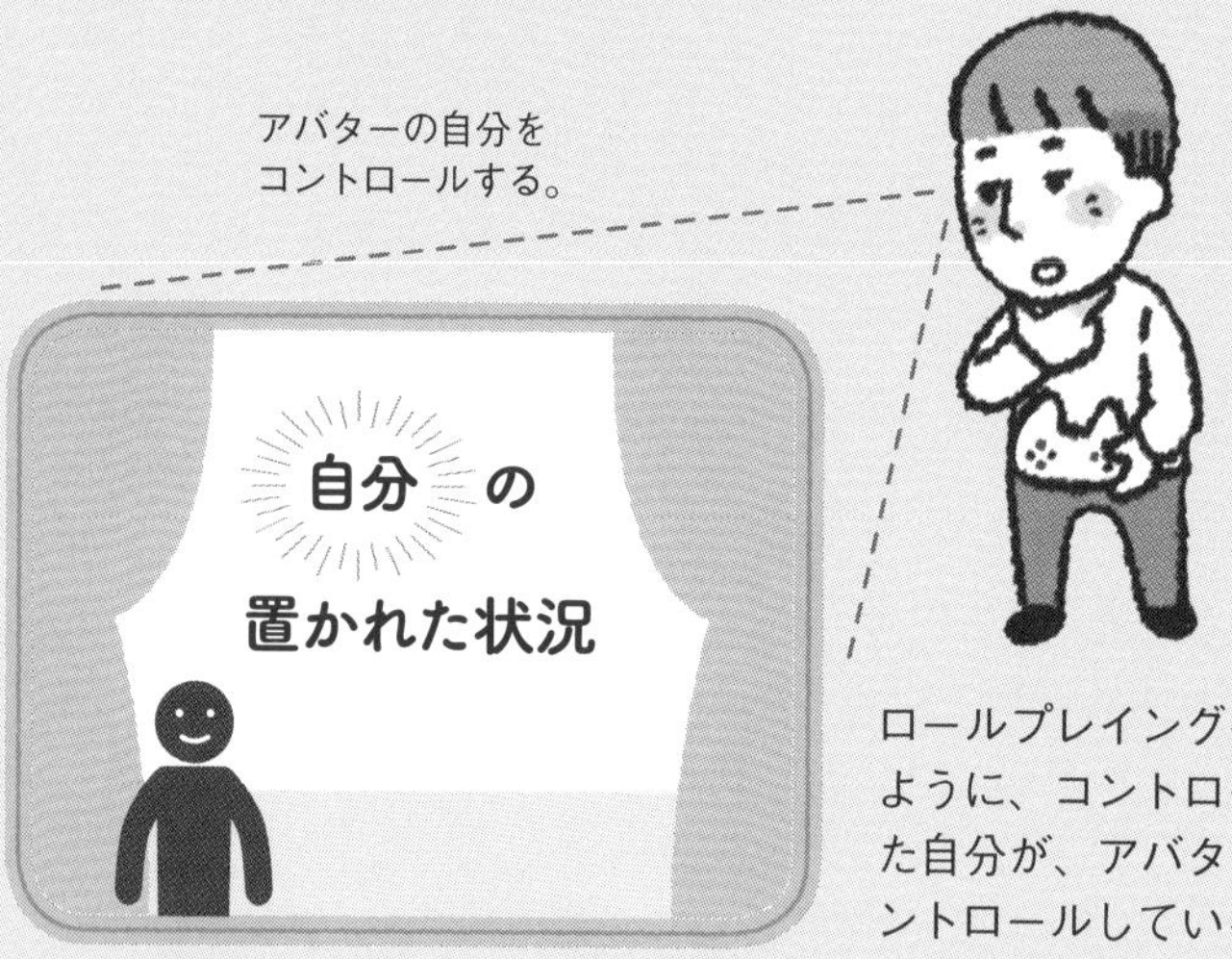
アバターの自分を
コントロールする。
自分の
置かれた状況

ロールプレイングゲームをするように、コントローラーをもった自分が、アバターの自分をコントロールしているような視点をもち、状況を把握する。

●言いたいことはテキスト化する

発言する前に、自分が言いたいことをいったんアウトプット。テキスト化し、推敲することによって、自分の思考を整理することができる（P80）。

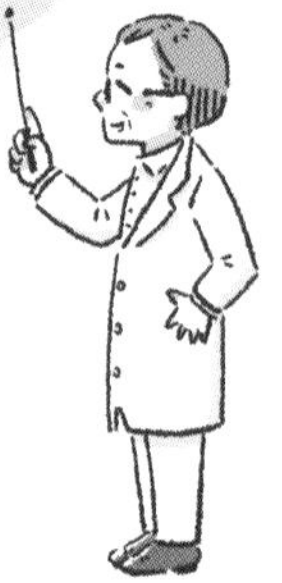

自己と他者のふたつの視点をもてると、相手の立場、相手の気持ちをイメージしやすくなるんです！

●目に見えない相手の気持ちや状況をイメージする

相手の頭のなかにある気持ち、目に見えない相手の状況をできるだけ、イメージしようと努力する。

●ゲームを操作するような俯瞰の視点をもつ

自分をアバター化し、ゲームのコントローラーで自分や状況を操作するようなつもりで、置かれている状況を観察する。

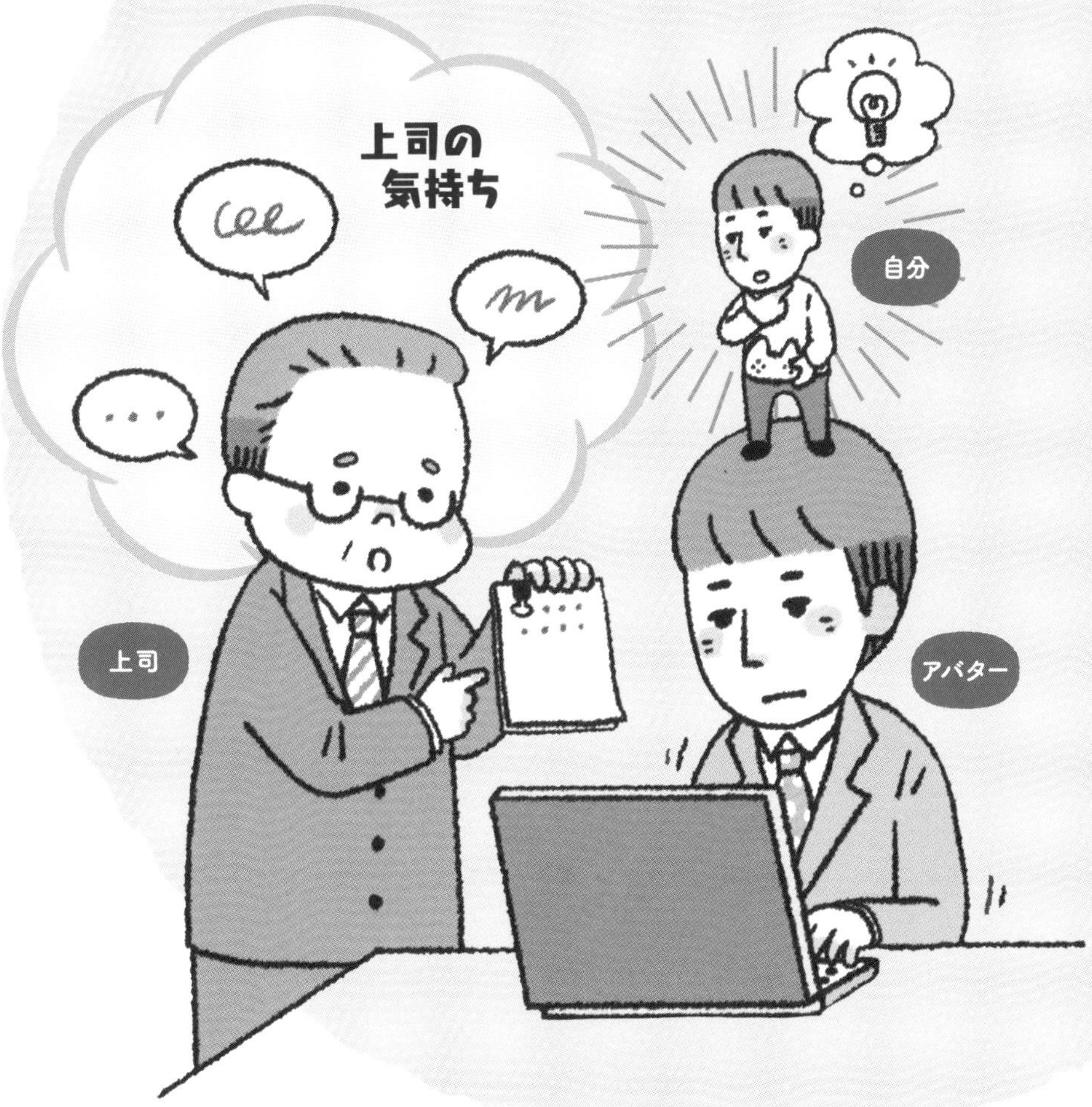

印象がよくなる対応のパターンを身につける

定型発達の人とのやりとりを準備

頭に浮かんだことをそのまま口にせず、いったん分類・整理してから話すようにしましょう。

日々のあいさつや、社交辞令のようなちょっとした会話はコミュニケーションを円滑にするのに欠かせません。どう対応するとスムーズか、事前にパターン化しておくと安心です。

思ったことは○△×の3つにジャンル分けしてから発する

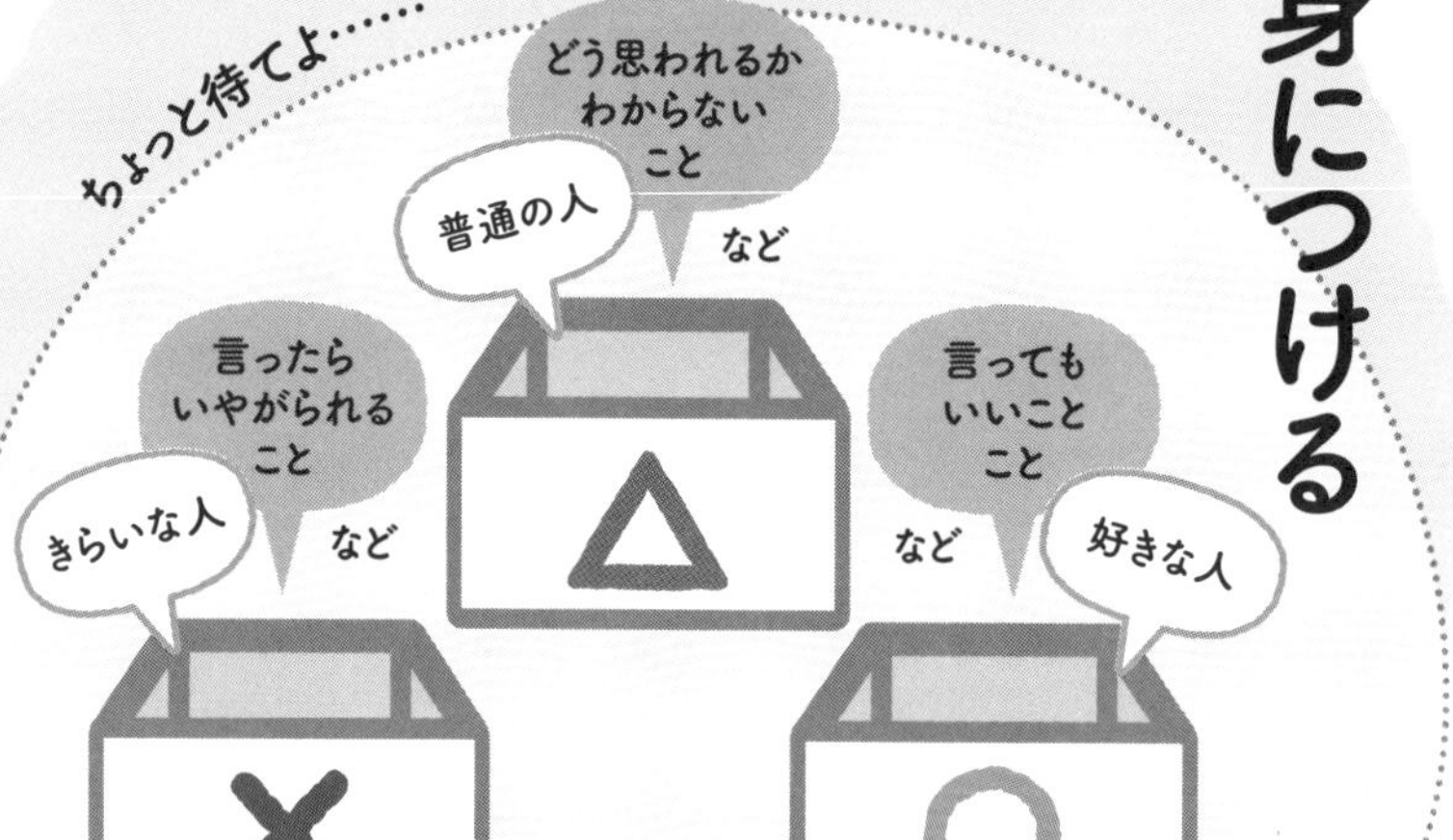
ちょっと待てよ……
どう思われるか
わからない
こと
普通の人
など
言ったら
いやがられる
こと
きらいな人
など
言っても
いいこと
こと
など
好きな人

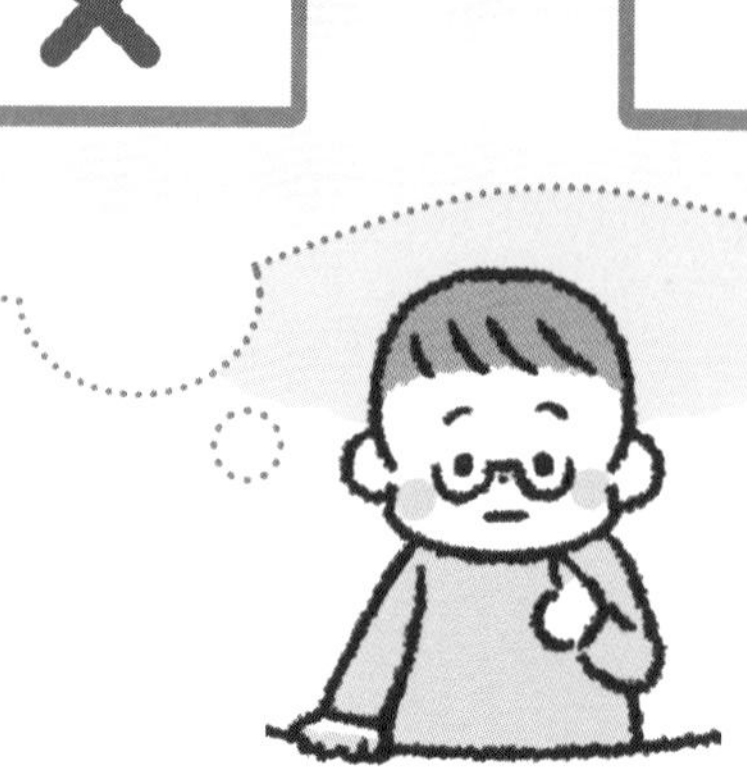

なにか言いたくなっても、すぐ発言しない。自分にとってその相手はどういう人なのか、また相手が自分の言うことをどう受け止めるか、一瞬考えて、分類してみる。それぞれの対応についてパターンを決めておくとラク。

日々のあいさつをパターン化する

●相手の気持ちをイメージする

パターン化は大切だが、そのときどきで相手の気持ちが変化することがある。相手の気持ちをイメージすることも忘れずに。

●あいさつに場をなごますひと言を添える

昨日お世話になったら「昨日はありがとう」、風邪で休んでいた相手に「具合はどうですか?」、とくに言うことがなくても「いいお天気ですね」などと添えると印象がよくなる。

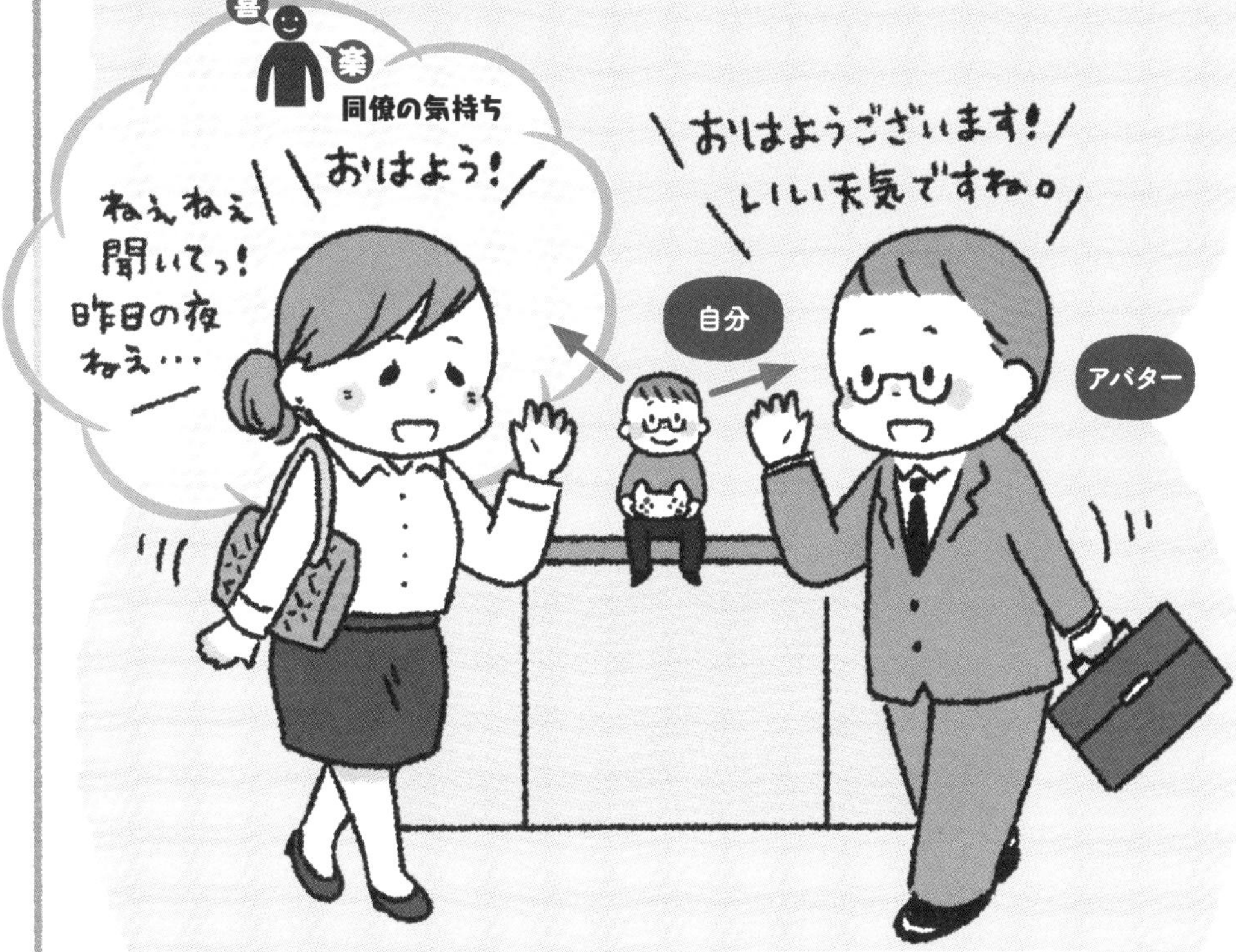
喜
楽
同僚の気持ち
おはよう!
ねえねえ 聞いてっ! 昨日の夜 ねえ…
おはようございます! いい天気ですね。
自分
アバター

人間関係をつくるうえであいさつは欠かせない。愛想よく、いい印象を与えられると、その後のその人との関係が良好になる。

●視線を合わせ、しぐさや表情をまねる

視線を合わせ、相手の表情やしぐさをまねして応答すると、同程度の気分を表現でき、相手は友好的な印象をもつ。

つらいことをがまんしすぎず、上手に相手に伝える

仕事をしているときに苦手なことやつらいことがあれば、上司や人事に自分の状況を伝えて、改善を依頼。どのように依頼すればいいか整理し、考えてみる。

伝えることが状況を変える第一歩

ASD の特性ゆえに困ったり、つらくなったりしたら、周囲に協力を仰ぎます。このとき、相手が要望を聞き入れやすいような伝え方をします。要望が通ったら、自分になにができるのかを伝え、依頼しましょう。要望の内容を箇条書きにして整理しておくと、落ち着いて交渉できます。

改善してほしいことを整理する

例えば

苦手・つらい	要求
雑音が気になって集中できない。	耳栓の装着を許可してほしい。
話し言葉だと記憶に残らず、指示を忘れてしまう。	書面で箇条書きにして渡してほしい。
当日予定が変わるとパニックになってしまう。	前日までに細かい締め切りとともに指示がほしい。
トラブルが起こると、なにも考えられなくなる。	30 分程度ひとりで落ち着くための時間をとってほしい。

ASDの問題によって生じる苦手は自力で解決するのが困難。

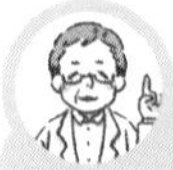

どうすればその状況を抜け出せるのか考えてみよう！

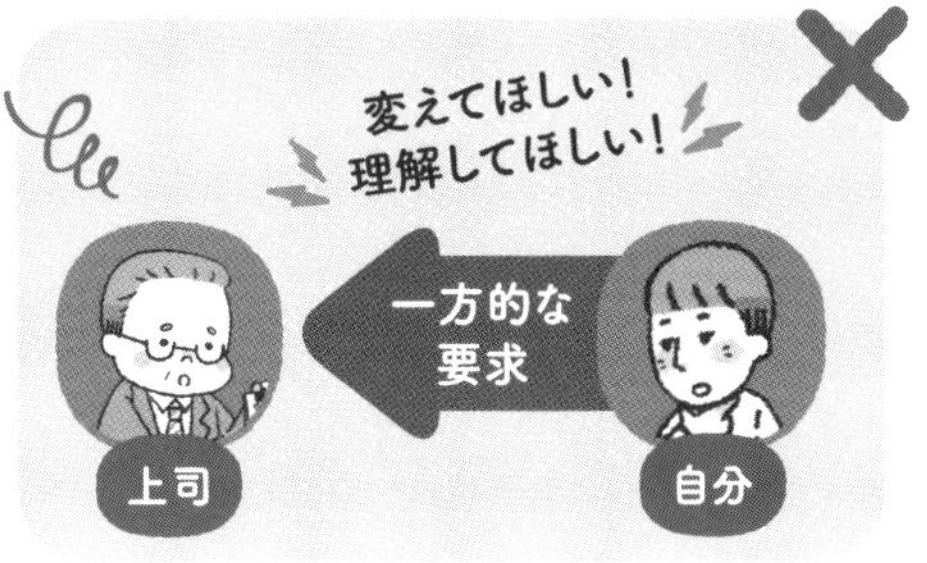
変えてほしい!
理解してほしい!
一方的な要求
上司
自分

✕ 双方にメリットがある方法を提案する

職場での困りごとは、人事、上司などに改善を要求。このとき一方的な言い方をすると、それがたとえ正当な要求でも、相手の心証を害することがある。双方にメリットがある言い方をする。

\\ 例えば //

1 自分が困っていること

作業を始めると**過集中してしまう。**
午後になると疲れ切ってしまい、集中できず、
ミスが増えるため、毎回叱られている。

▼

2 自分の力を発揮＝相手のメリット

仕事量を時間ごとに均等に割って作業すれば、**ミスが減る。**
1日の量も**あと10%程度増やせる。**

▼

3 状況改善の要求

タイマーの**アラームを使って時間を管理**したい。
2時間ごとに10分程度外に出て
リラックスする時間をとらせてほしい。

▼

結果

部下のミスが減り
仕事も進む

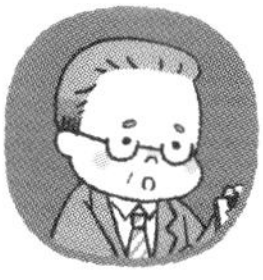

双方が得をする

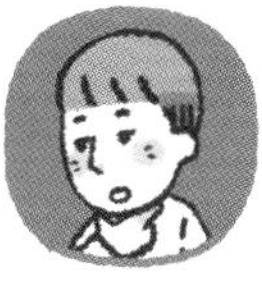

リラックスし、
仕事で力を
発揮できる

状況のわからない相手には配慮しつつ、話しかける

定型発達の人は「配慮」を重んじる

定型発達の人は、立場、状況、気持ちへの「配慮」を重んじます。配慮が欠如すると、自分の存在を無視されたように感じ、「失礼だ」と怒りを覚えたり、悲しい気持ちになったりするのです。相手に話しかけるなら、まず相手の状況を考え、わからないなら「いまよろしいですか」と許可を得ましょう。

3つのステップで話しかける

話しかけたい、お願いしたいと思ったときにも、すぐには話しかけず、相手の状況や気持ちを想像してみる。わからないときは、まず相手に話しかけてもいいかどうかを確認する。

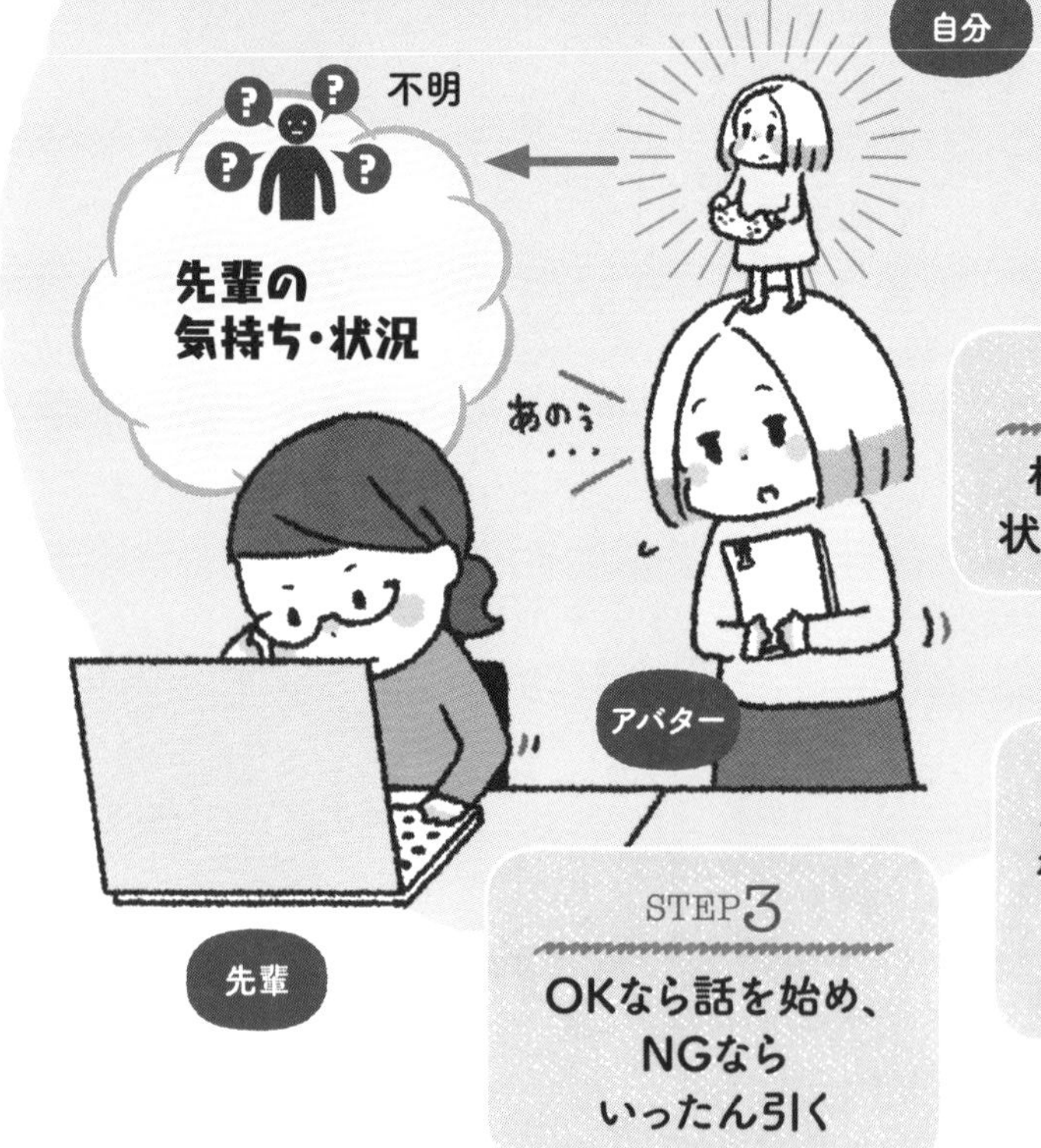
自分
不明
先輩の
気持ち・状況
あのう…
アバター
先輩

STEP1
相手の気持ちや状況をイメージする

STEP2
相手に話しかけてもいいか許可をとる

STEP3
OKなら話を始め、NGならいったん引く

ワンクッション置くことで、心証がよくなる

定型発達の人は、自分への配慮が感じられないと、自分が尊重されていないと感じ、相手に対してわるい印象をもちやすい。気持ちや状況がわからないときこそ、配慮を心がけると効果的。

NG いきなり本題に入ると、相手は配慮を感じられない

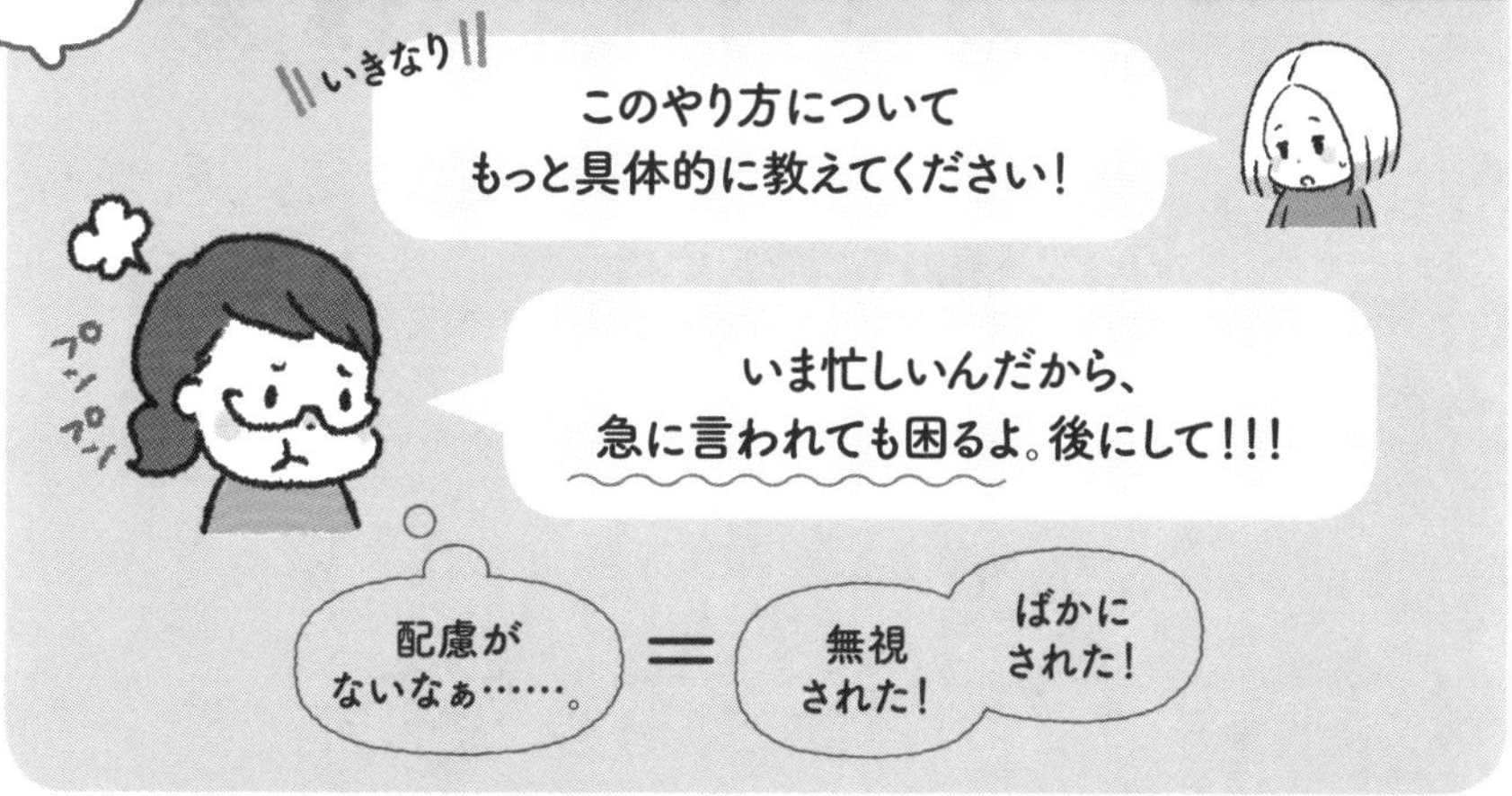
いきなり
このやり方について
もっと具体的に教えてください！
プンプン
いま忙しいんだから、
急に言われても困るよ。後にして！！！
配慮が
ないなぁ……。
＝
無視
された！
ばかに
された！

OK ワンクッション置くと、相手は配慮を感じられる

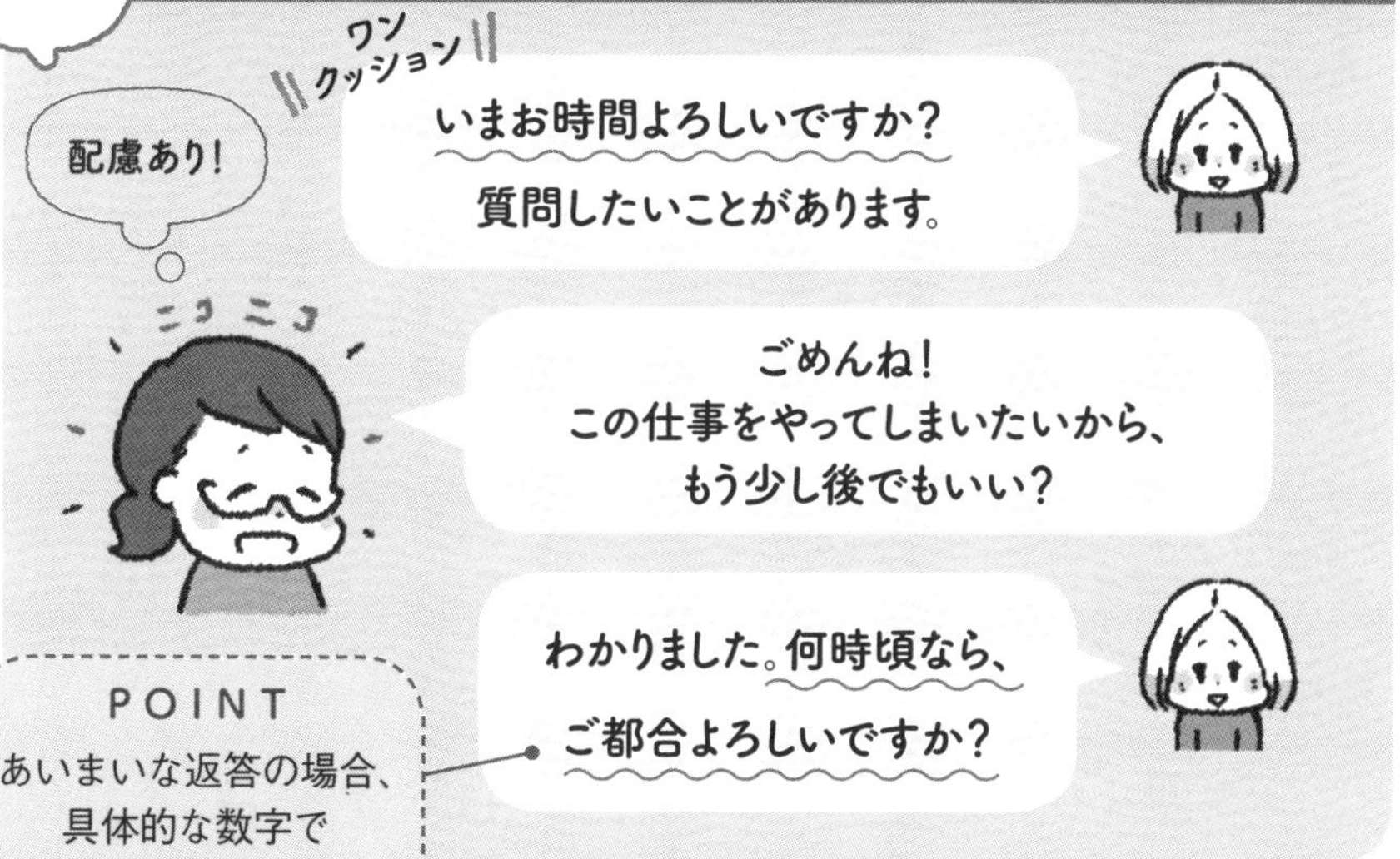
ワン
クッション
いまお時間よろしいですか？
質問したいことがあります。
配慮あり！
ニコニコ
ごめんね！
この仕事をやってしまいたいから、
もう少し後でもいい？
わかりました。何時頃なら、
ご都合よろしいですか？

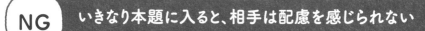

POINT
あいまいな返答の場合、
具体的な数字で
示してもらうといい。

相手を不快にさせずに、自分のことを伝える

自分と相手の双方を大切にする

自分も相手も傷つけずに自己主張するコミュニケーションスキルを「アサーション」といいます。相手からの誘いを断るときには、自分の気持ちだけを押しつけず、相手の気持ちも尊重します。そのためには、具体的には表現されていない相手の気持ちを認め、理解したサインを示すことが大切です。

いやな気持ちにさせずに、誘いを断る

気乗りがしない誘いを断るときに、ストレートに伝えると相手の気分を害することがある。相手の気持ちに配慮した態度を見せることで、不快にさせずに断ることができる。

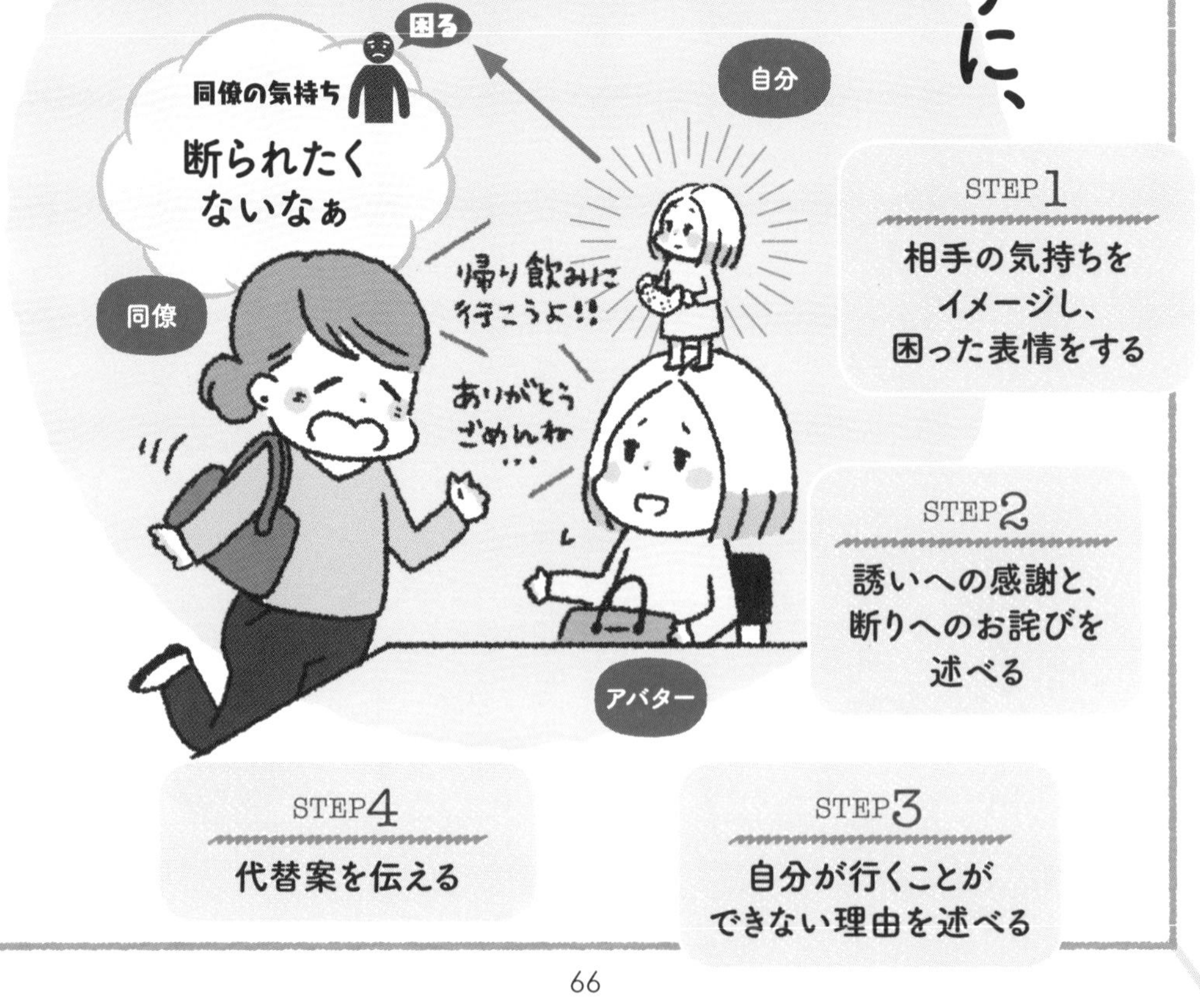
困る
同僚の気持ち
断られたくないなぁ
自分
同僚
帰り飲みに行こうよ!!
ありがとうごめんね…
アバター
STEP1
相手の気持ちをイメージし、困った表情をする
STEP2
誘いへの感謝と、断りへのお詫びを述べる
STEP3
自分が行くことができない理由を述べる
STEP4
代替案を伝える

苦情や文句に上手に対応する

表に現れている怒りの奥に「さみしさ」「悲しさ」といったもうひとつの理由が隠れている。怒りに怒りで即応するのではなく、別の理由について想像してみる。

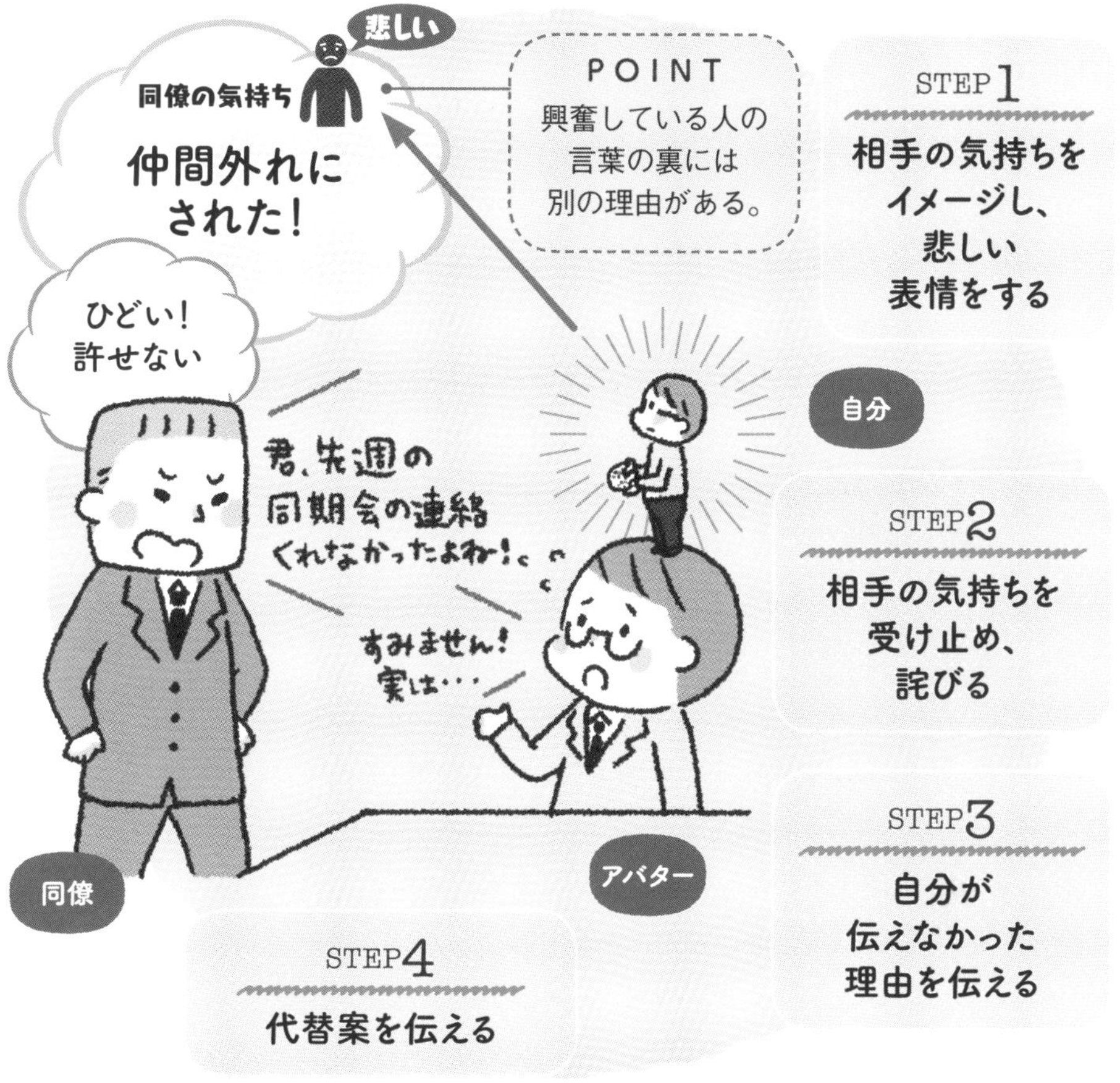
悲しい
同僚の気持ち
仲間外れにされた!
POINT
興奮している人の言葉の裏には別の理由がある。
STEP1
相手の気持ちをイメージし、悲しい表情をする
ひどい! 許せない
自分
君、先週の同期会の連絡くれなかったよね!
STEP2
相手の気持ちを受け止め、詫びる
すみません! 実は・・・
STEP3
自分が伝えなかった理由を伝える
同僚
アバター
STEP4
代替案を伝える

嘘はいけない?　ホワイトライは動機づけが大事

誘いを断るときに、他者視点をもつ努力も必要です。「嘘＝悪」と考え、正直に「いやだから行かない」と伝えれば、定型発達の人は傷つきます。

ときに、相手を傷つけないという動機づけをもち「用事があって行けない」と言う、やさしい嘘「ホワイトライ」も大切なのです。

自分の発言を、相手の立場から考える練習をしてみましょう。

関心のない話題でも、会話を続ける

関心をもたないことで相手は傷つく

定型発達の人は、自分が興味をもつことに、相手も共感してくれると喜びを感じます。逆に自分の話に関心を示してもらえないと傷つくのです。

良好な人間関係を保つために、関心のない話題をシャットアウトするのではなく、会話を続けていくスキルを身につけましょう。

興味のない話題

出てたんだよー！すごかったの!!!

NG クローズドクエスチョンでは話が展開しない

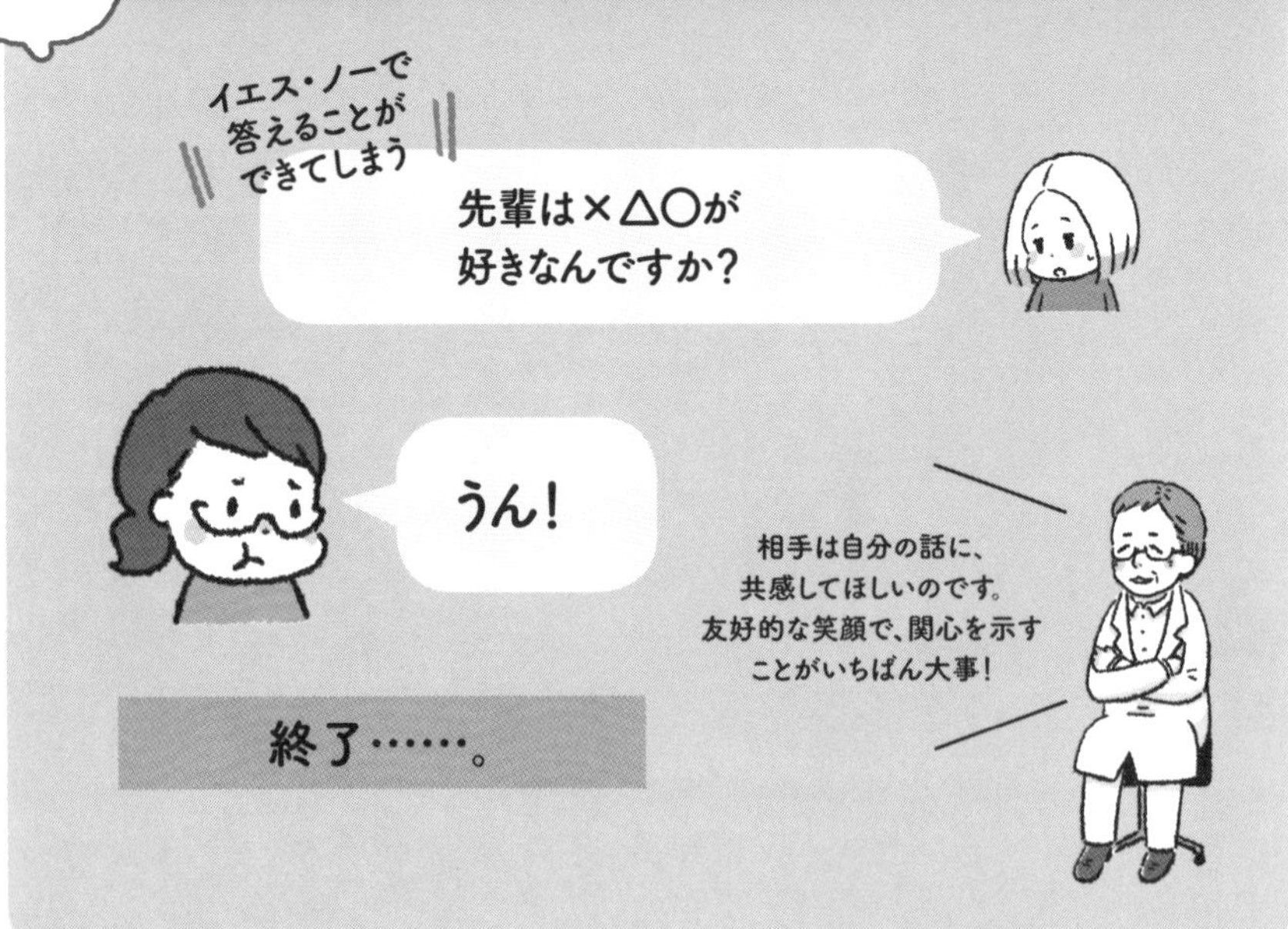
イエス・ノーで答えることができてしまう
先輩は×△○が好きなんですか？
うん！
相手は自分の話に、共感してほしいのです。友好的な笑顔で、関心を示すことがいちばん大事！
終了……。

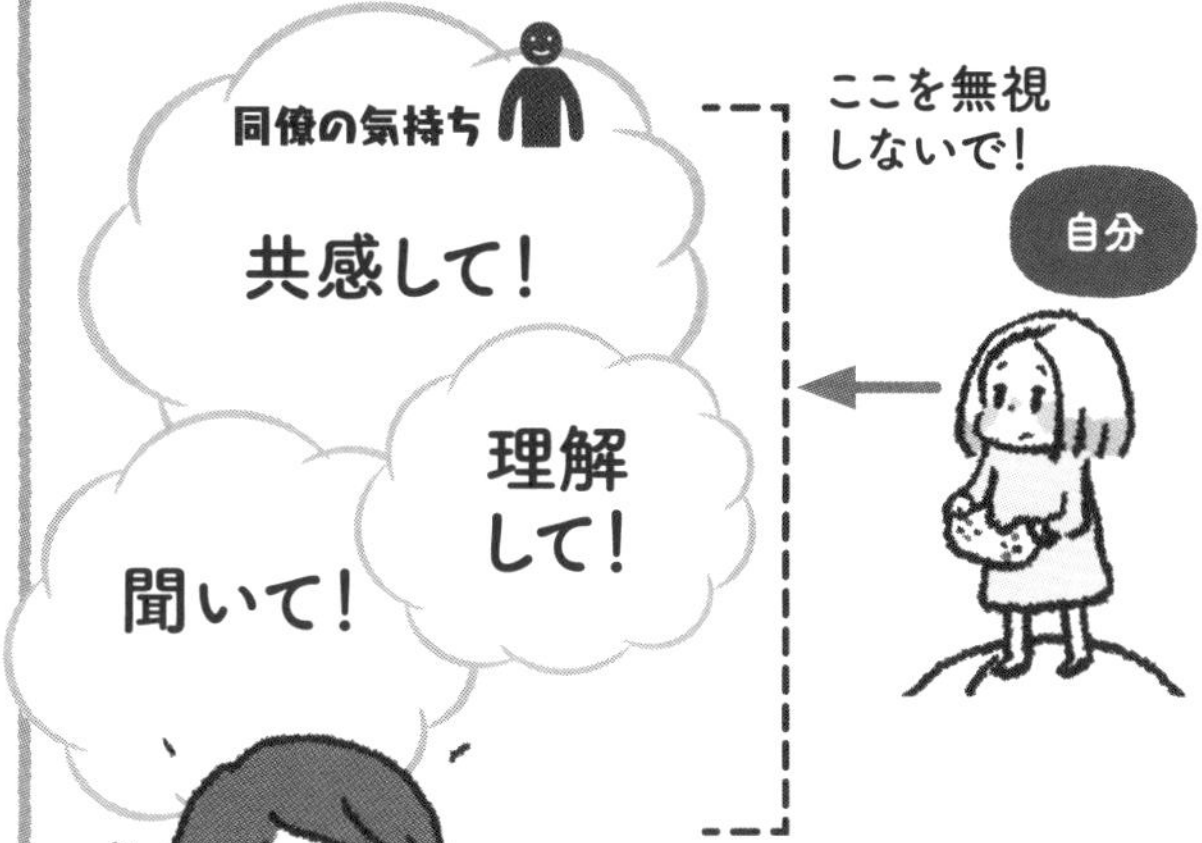
同僚の気持ち
共感して!
理解して!
聞いて!
ここを無視しないで!
自分

イエス・ノーで終わらない質問をする

関心がない話題に対して、質問をすることで相手に話をさせて会話を続ける。このとき、イエス・ノーで終わらない自由に回答できる質問（オープンクエスチョン）を活用する。

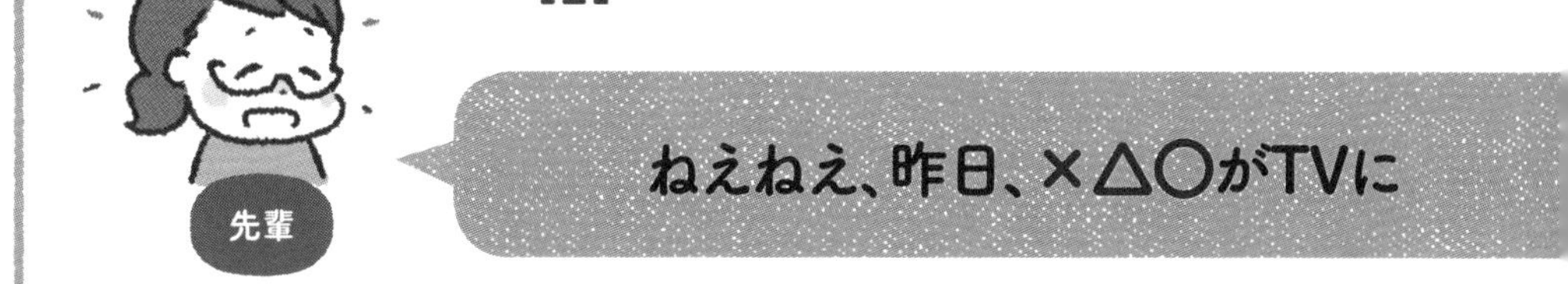
先輩
ねえねえ、昨日、×△○がTVに

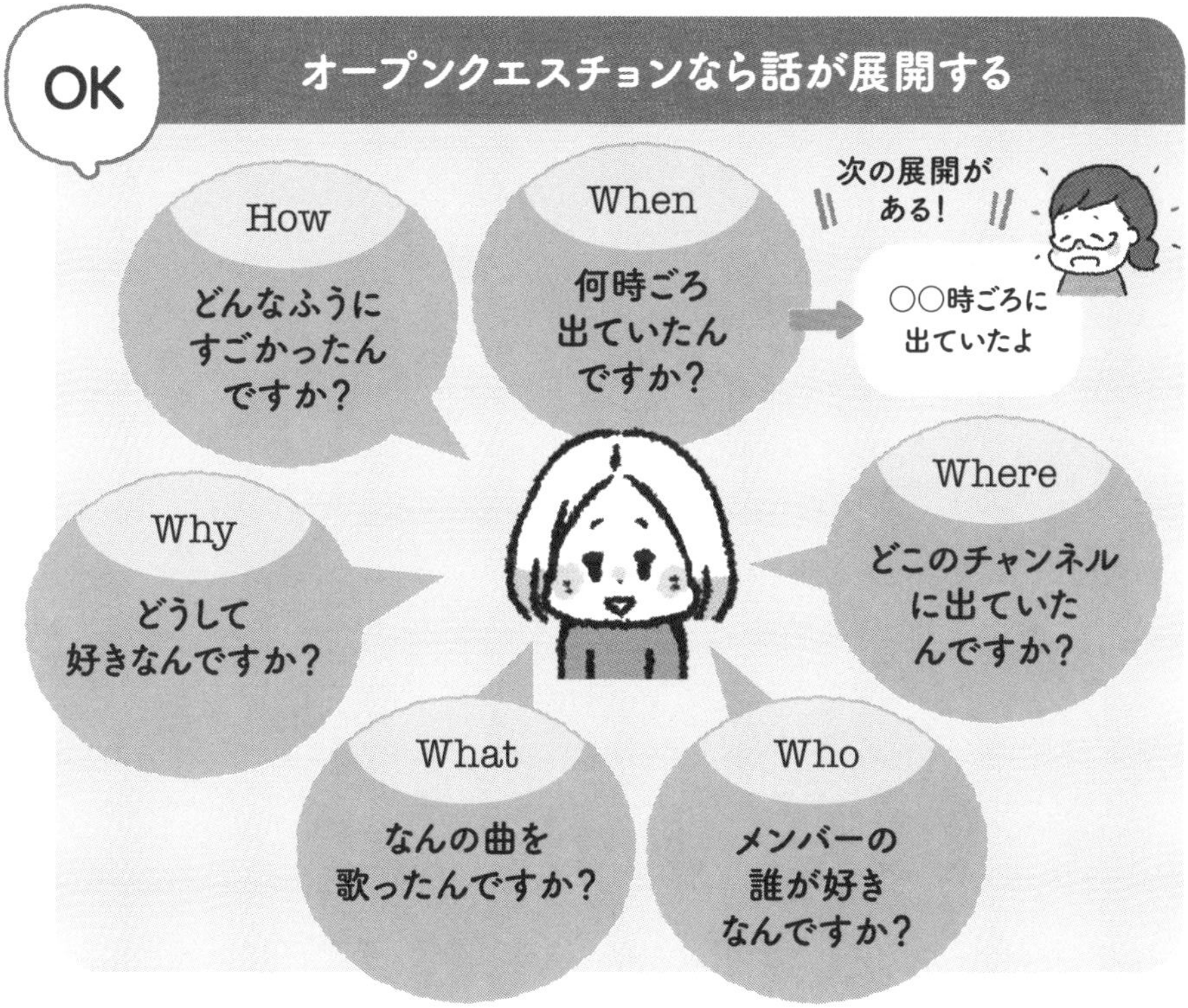
OK
オープンクエスチョンなら話が展開する
How
どんなふうにすごかったんですか?
When
何時ごろ出ていたんですか?
次の展開がある!
○○時ごろに出ていたよ
Why
どうして好きなんですか?
Where
どこのチャンネルに出ていたんですか?
What
なんの曲を歌ったんですか?
Who
メンバーの誰が好きなんですか?

関係性によって自己開示の程度を変える

社会的距離と自己開示を調節

相手との関係性により、社会的距離や自己開示の質と量が異なります。初対面の人に伝える情報と、親しい人に伝える情報では、調節が必要です。

とくに ASD や二次障害の相談は、協力的に話を聞いてくれる人に行います。関係性と自己開示を意識し、適切なコミュニケーションをとりましょう。

《 関係性と自己開示の程度 》

関係が浅い
自己開示が低い

パブリックな場所で話をする

初対面の人、ビジネス上でのつき合いのみの相手、立場が違い日ごろつき合いのない社員と話すときは、電車のなかでも話せるような話題が望ましい。

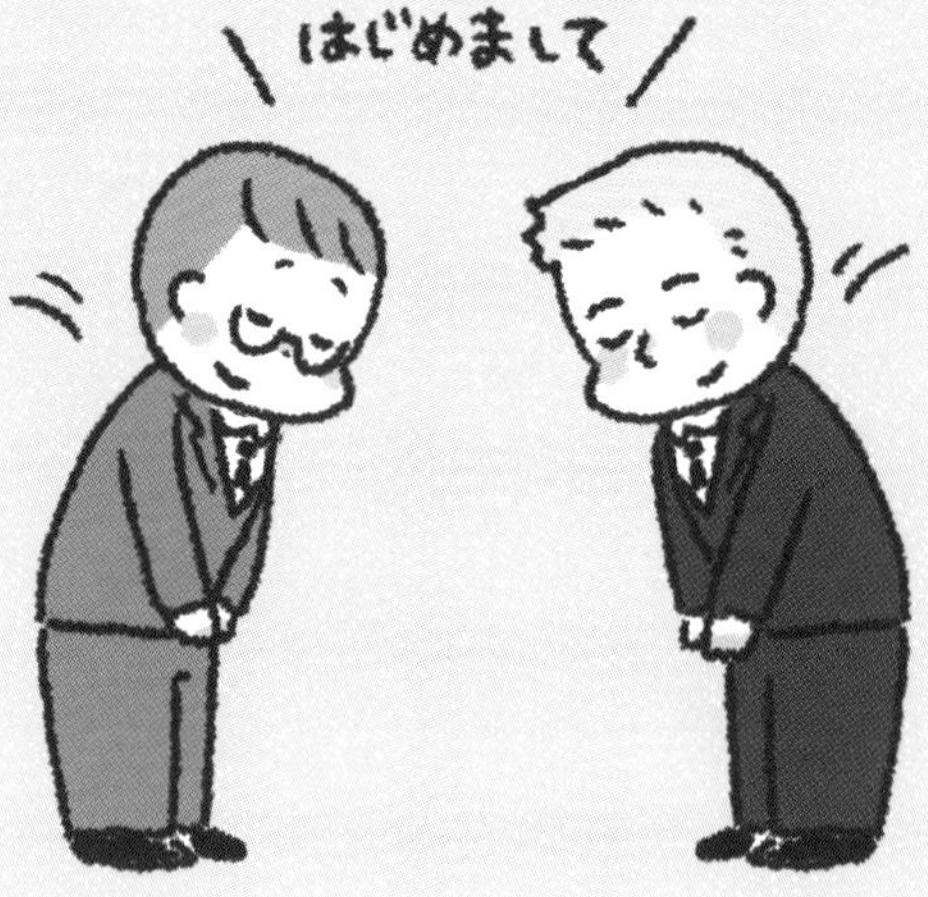

話題例

- 休日の過ごし方
- 好きな食べ物
- 趣味　　　　など

ASDを理解してくれる相談相手を見つける

定型発達の人とのあいだには、どうしてもコミュニケーションの溝が生まれがちです。この溝を埋めてくれるような「翻訳者」的な存在がいると、ずいぶん生きやすくなります。

親しい相手に、自分の得意・不得意、またどういうときに困り、手助けしてほしいか、などを書き出して伝え、自分のASDの特性を理解してもらいましょう。定型発達の人に理解者がいるというだけで、気持ちに余裕が生まれ、心が軽くなるはずです。

関係が深い
自己開示が高い

ごく親しい関係で個人的な話をする

一対一で食事をするような間柄で、相手が自分に対して個人的な話をし、相手が好ましい態度で話を聞こうとするシチュエーションでは、ごく個人的な話をする。

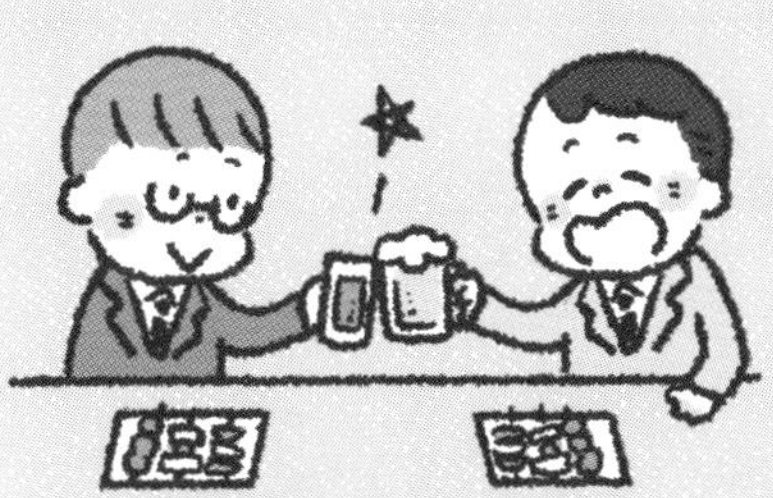

話題例

- ASDのこと
- 自分の悩み　など

知り合い同士で警戒せずに話をする

一緒に仕事をしているチームメンバーなど、いつも顔を合わせている人同士の場で話すときは、ややプライベートな話までしてもかまわない。

話題例

- 小さい頃のエピソード
- 自分の失敗談
- 自分のくせ　など

自分が安心していられるコミュニティを複数つくる

無理せず過ごせることが大事

定型発達の人とのコミュニティでは、ASDの人は緊張したり、疎外感を覚えたりするでしょう。同じ趣味の集まりで自分の知識を披露できる場、またチャットなどで語り合えるバーチャルなコミュニティなら安心して、ありのままの自分で過ごせるはずです。安心できる場を複数もつことが大切です。

自分が無理せず過ごせるコミュニティ

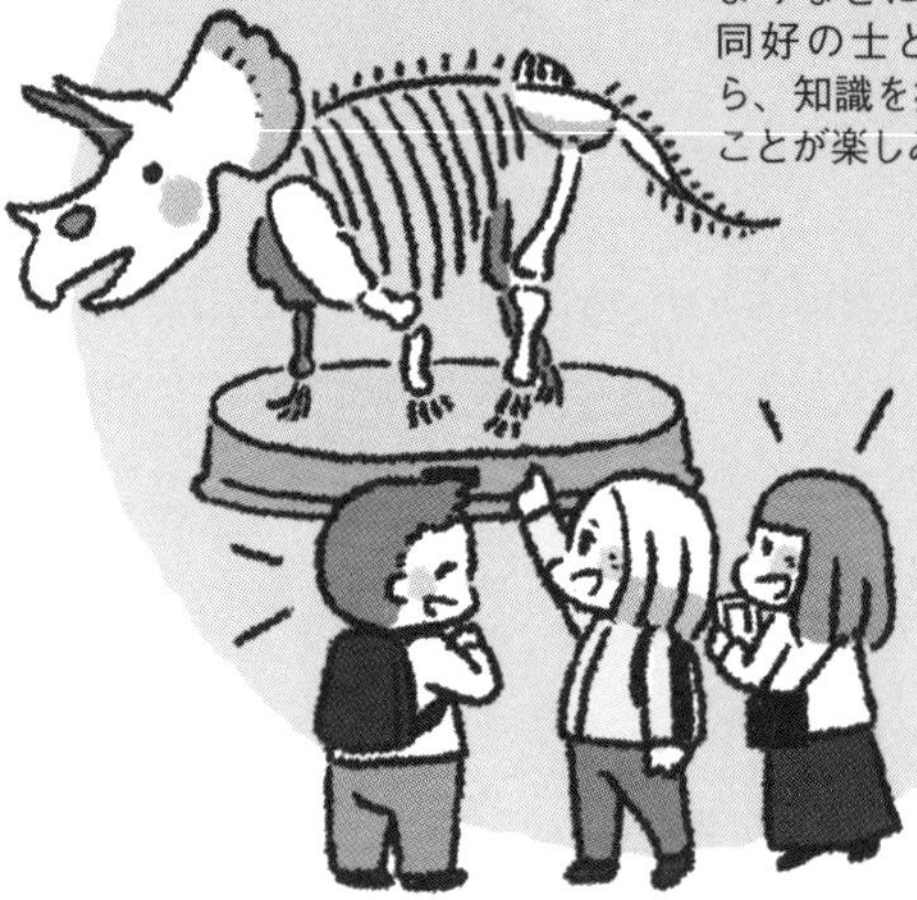

趣味のコミュニティ

マニアックな趣味の集まりなどに参加する。同好の士との会話なら、知識を披露し合うことが楽しみになる。

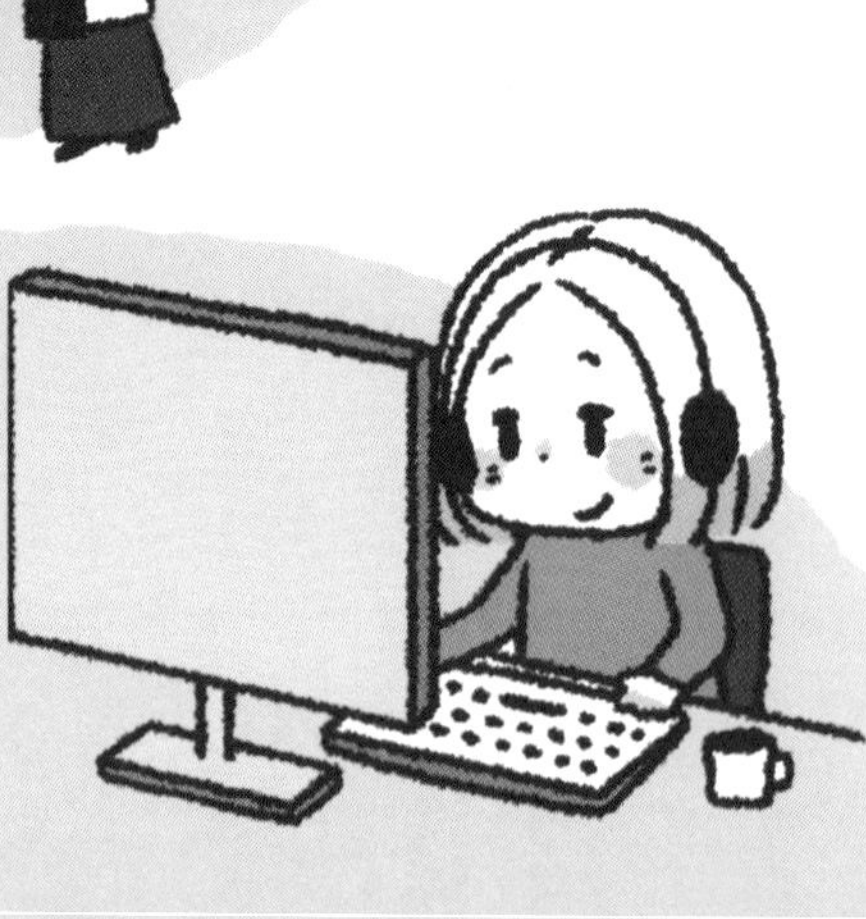

バーチャルなコミュニティ

インターネット上でアバターを使ってコミュニケーションをはかるバーチャルなコミュニティでは、自分の考えを無理なく相手に伝えることができる。

ASDについて理解してくれるコミュニティ

医療関係者や支援者とのコミュニティ

医師や臨床心理士、また発達障害者支援センター(P90)の職員などにASDについての悩みなどを相談する。

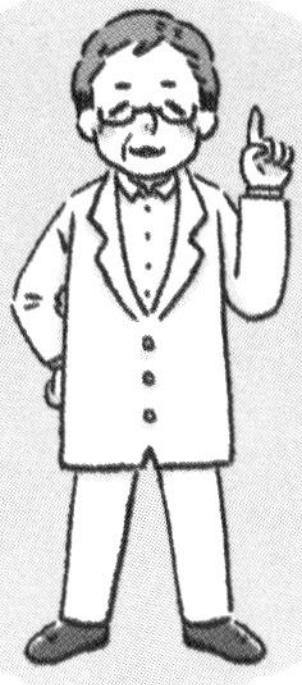

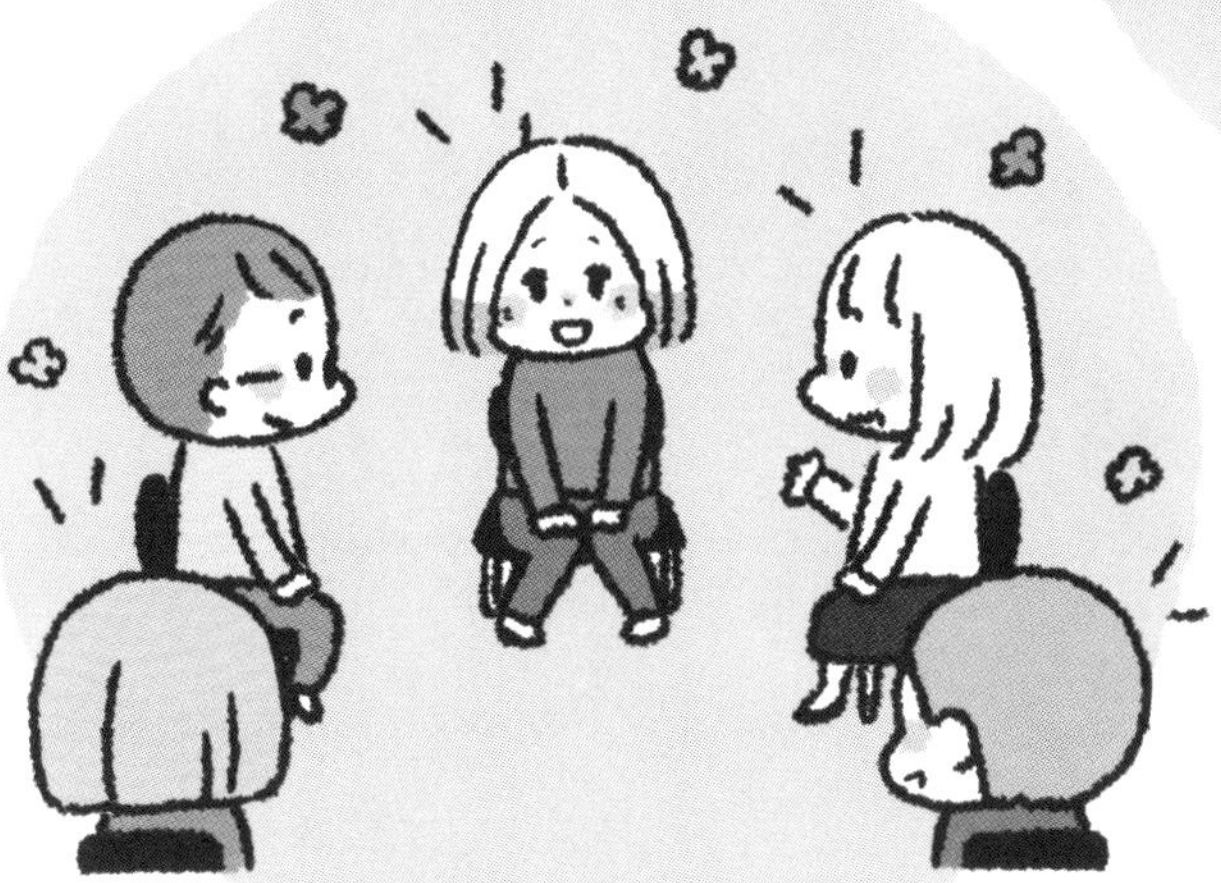

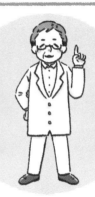

ASD同士のコミュニティ

ピアサポートなど同じ障害をもつ人同士の互助グループに参加。同じ立場にいる人の話を聞いたり、自分の悩みを吐露したりすることができる。

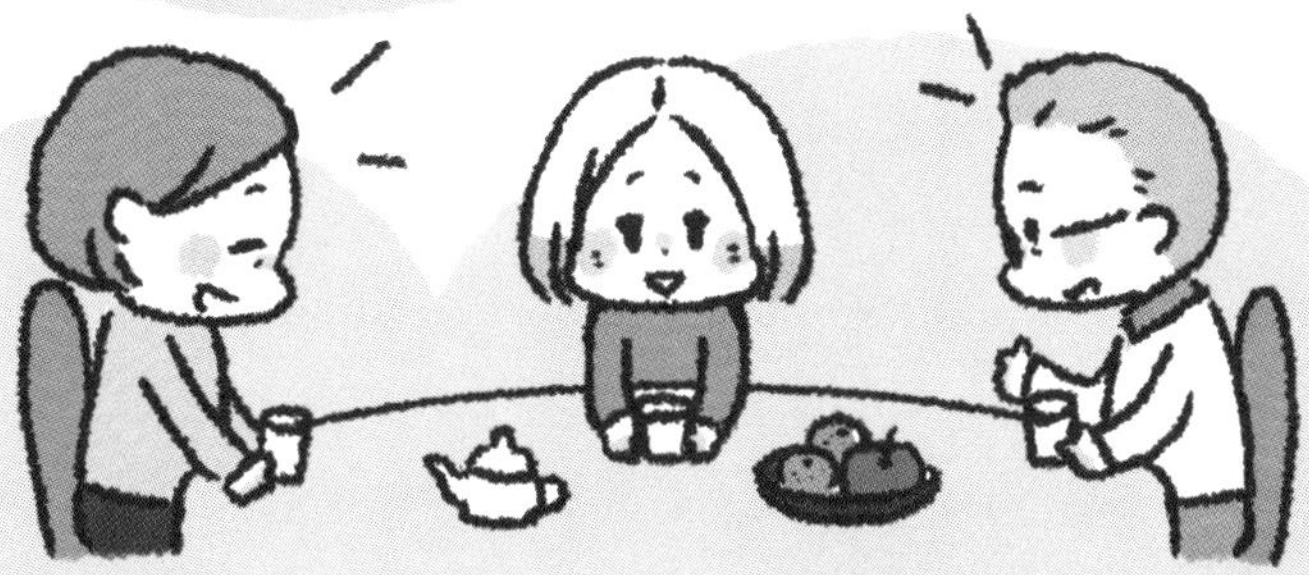

家族などごく親しい関係

家族やパートナーなど、ごく親しい人との関係をよくし、共感のある会話をする。仕事などで疲れても、家に帰り安心して休息をとることができる。

それでもひとりで過ごすことが大事

ASDの人は感覚器が敏感ですから、人が集う場では強い刺激を受けがち。安心できるコミュニティであっても、疲れは出ます。緊張をやわらげるために、ひとりでほっとできる時間をもちましょう。

ストレスの正体を知り、自分用の対処マニュアルをつくる

自分の反応を正しく評価する

ストレスを引き起こす要因をストレッサーといいます。自分のストレッサーを知り、整理することから始めましょう。次に、ストレス反応の程度を数値で自覚し、運動や休息など、反応をおさえる対策を考えます。自分なりのマニュアルが用意できると、ストレスにうまく対処できるようになります。

4つの手順で怒りや不安と対峙する

自分の怒りや不安がなにから起こるのかを考えるため、きっかけとなるストレッサーを整理する。最終的にストレス反応の程度に合わせて、怒りや不安をしずめる方法を用意する。

1 ストレッサーを整理する

ストレスを引き起こす要因は3種類ある。自分が刺激を受けたときにストレスを感じるものを整理する。

物理的ストレッサー

エアコンの設定温度・湿度、蛍光灯の明かり、オフィスの騒音、満員電車　など

心理的・社会的ストレッサー

時間（納期、定時）、身体的（他人の接触、お酒の強要）、自我脅威（みんなの前で叱られる）、政治・経済の問題、職場関係　など

化学的ストレッサー

たばこや香水、カレーや納豆など食べ物のにおい、室内の空調（酸素欠乏・酸素過剰）　など

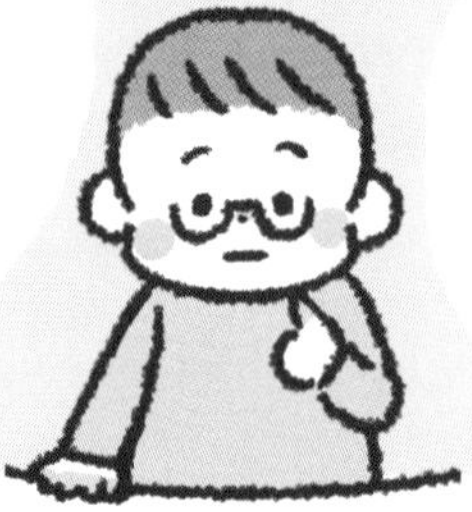

2 ストレス反応を整理する

ストレッサーによって引き起こされるさまざまなストレス反応を心理面、身体面、行動面から整理して考える。

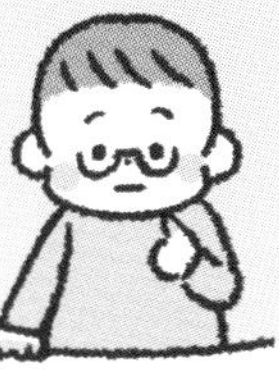

心理面

不安、いら立ち、緊張、抑うつ、興味・関心の低下　など

身体面

不眠、食欲低下、下痢、便秘、頭痛、だるさ、動悸・息切れ　など

行動面

飲酒量増加、喫煙量増加、うっかりミスの増加、浪費　など

3 2のレベルを数値化する

2で整理したストレスのレベルを、右のメジャーで数値化して評価し、自分の体感を自覚する。

100%　　50%　　0%

4 反応をおさえる方法を用意する

運動したり、睡眠をとったり、お風呂に入ったり……ストレス反応をおさえるための対処法を用意しておく。

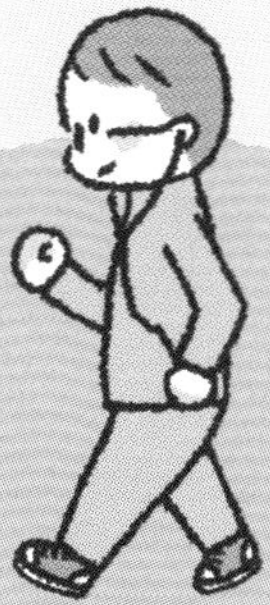

ウォーキングで気持ちを落ち着かせる。

＼＼例えば／／

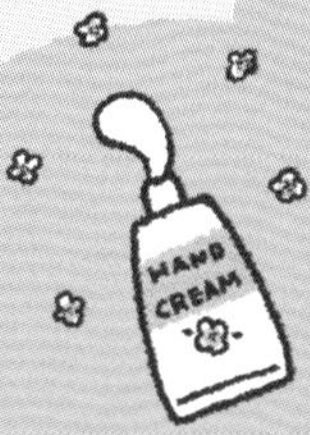

好きな香りのハンドクリームをぬってリラクゼーション。

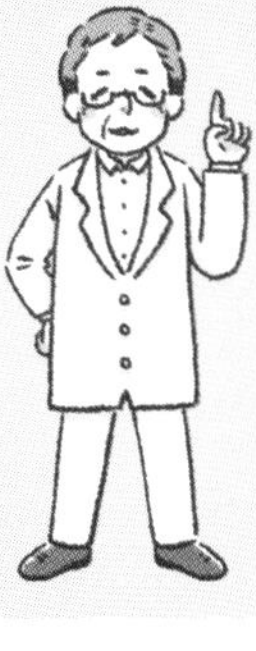

第三者に頼り、職場の環境調整を行ったり、ソーシャルサポートを受けたりする必要もあります！

コミュニケーション❶

アイコンタクトをとることで、信頼関係が育まれる

ＡＳＤの人がコミュニケーションを苦手とする理由のひとつに、「アイコンタクトができない」という特性があります。

瞬目のズレで、他者との相互理解が生まれる

定型発達の人は、相手と目を合わせながらコミュニケーションを成立させています。一方の人が会話中にまばたき（瞬目）をすると、その０・２〜０・５秒後に、相手も瞬目します。無意識に瞬目のズレが生じるのです。

瞬目のあいだに、お互いの脳内ではＤＭＮ（デフォルト・モード・ネットワーク）が働きます。ＤＭＮとは、脳内の複数の領域にわたって無意識化で活動し、情報を整理する回路です。ＤＭＮが活性化すると、言葉や表情などの情報が整理されるため、相互理解が深まります。人の目を直視することで生じる瞬目は、他者への社会的認知を生むのに重要な

アイコンタクトの重要性

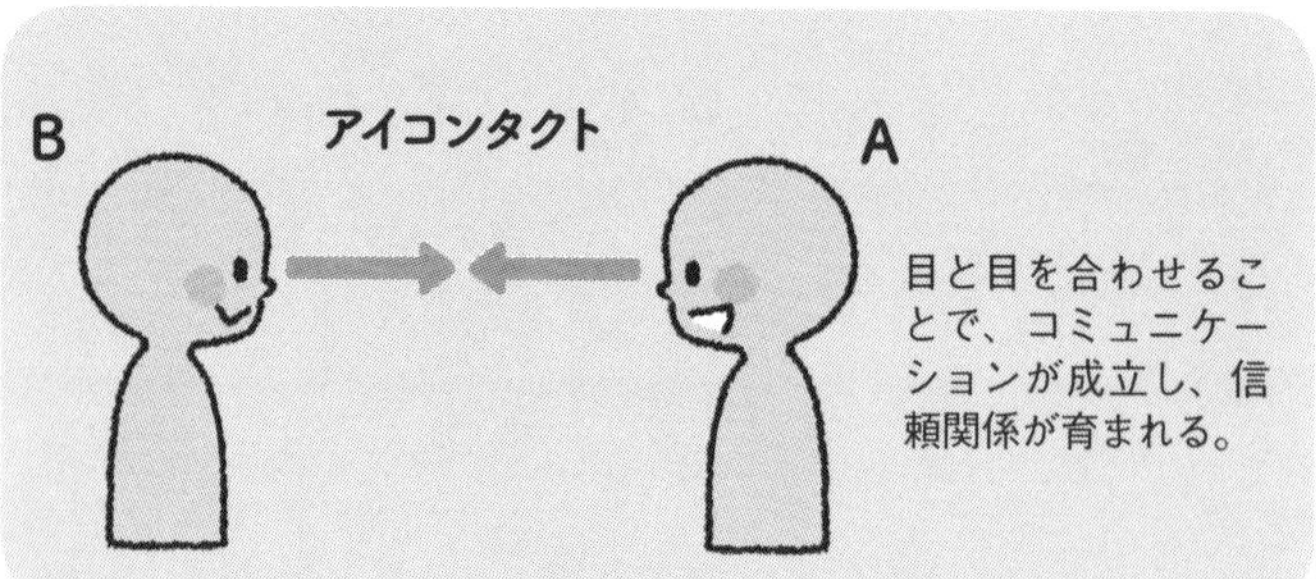
B
アイコンタクト
A
目と目を合わせることで、コミュニケーションが成立し、信頼関係が育まれる。

役割を担っているのです。

ところが自閉スペクトラム症の人は、相手と目を合わせるのが苦手なため、瞬目のズレが起こらず、コミュニケーションに問題が生まれます。

ASDの人は視線に恐怖を感じやすい

アイコンタクトを避けると、定型発達の人は自分に関心がないサインだと受けとります。ＡＳＤの人は、関心がないことを示そうとしているわけではなく、人の視線が向く「視線ベクトル」が怖いのです。

近年の研究でも、ＡＳＤの人は、人の目を見ると脳内で皮質下が過剰に活性化し、不安や恐怖が生じることがわかっています。

こうしたことから、ＡＳＤの人の社会的困難の根底には、幼い頃から視線を回避していたためＤＭＮが活性化されなかったことが、大きな要因として存在すると考えられます。

そこで最近注目されているのが、ロボットをとり入れたコミュニケーションです。ロボットには視線ベクトルがないので、人と直接対面するときのような緊張や恐怖は生じません。実際に、臨床の現場でもロボットを介したカウンセリングが行われるようになっており、コミュニケーションスキルの向上や相互理解の深化に役立っています。

Aがなにか言って瞬目した0.2～0.5秒後に、Bが目を閉じる。瞬目がズレて起こることで、脳内のDMNが働くため、相手の意図が理解できる。

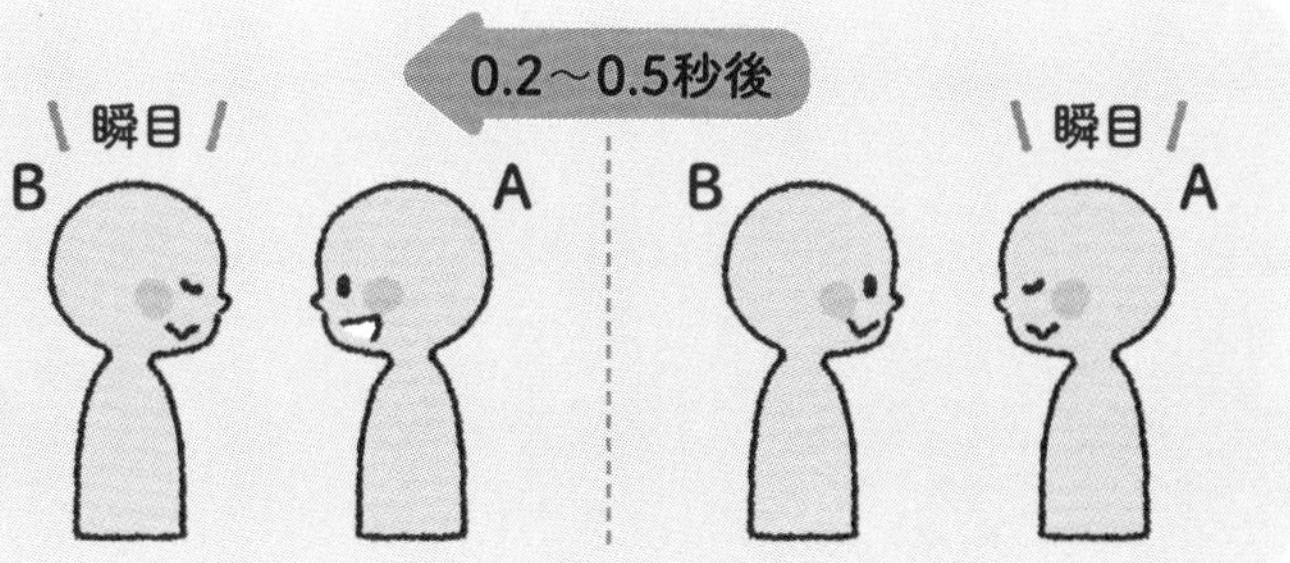

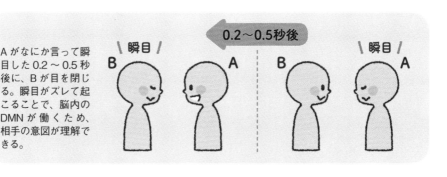

コミュニケーション❷

最新ＡＩ研究でわかった、ＡＳＤの人のための深い対話法

近年、コミュニケーションスキル向上のためのロボット活用が注目されています。ロボットとのアイコンタクトや会話に慣れれば、将来的には人との会話にも役立つでしょう。

ロボットとなら目を合わせることができる

実際にクリニックで、ロボットを介してカウンセリングを行った結果、ロボットを「恩人」「家族」「大親友」と認識し、情緒的交流が可能となった例があります。ＡＳＤの人はアイコンタクトが苦手で、無理に視線を交わすと恐怖を感じますが、視線ベクトルや情動がないロボットとなら目を合わせることができるのです。

乳幼児期からロボットによるアイコンタクトの訓練をすればＤＭＮ（Ｐ76）の発達が促され、社会的スキルの向上にもつながると期待されます。

アバターの視点でコミュニケーションも変化

またロボットを介して、自分の言いたいことを代弁させると、上手にコミュニケーションがとれるというＡＳＤの人もたくさんいます。

そもそもＡＳＤの人は自己イメージが形成されにくく、社会のなかで自分の客観的立場を認識しづらいのです。

一般的に定型発達の人は、乳幼児期に母親などとの関わりによって自己イメージを形成しますが、ＡＳＤの人の場合、２～４歳まで母親の存在に気づきません。２～４歳までは、自分のなかに他者の存在がないまま育つため、自己イメージが形成されづらいのだと考えられています。

自分の外部にいるロボットという存在が、自分のアバターとなることで、社会的存在としての自分を理解しやすくなります。

ＡＳＤの人のなかには、インターネット上のバーチャル空間に、アバターをつくって行うゲームや、ＳＮＳでのコミュニケーションだとストレスなく自己表現できる人がおおぜいいます。今回９つのスキルで紹介したように、これをリアルな世界に応用し、「第三者視点」で自分をアバターととらえて操縦するイメージをもつことで、コミュニケーションがもっとスムーズにとれるようになる可能性があります。

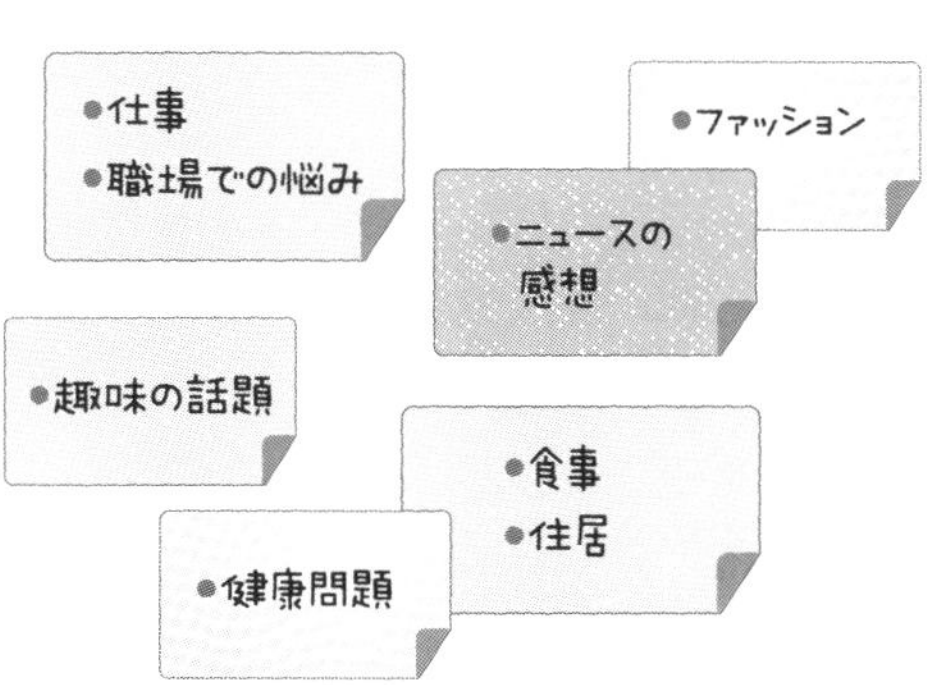
●仕事
●職場での悩み
●ファッション
●ニュースの感想
●趣味の話題
●食事
●住居
●健康問題

メモをとる習慣を！

メモをとって考えていることを文字にし、視覚的な記憶に残しやすくする。他人との何気ない会話でも役に立つ。また人に悩みを相談したり、改善を求めたりするときにも、考えをまとめやすい。

キーボードで自分の思考を「外在化」する

さらにＡＳＤの人の場合、言語記憶が苦手なことに加え、なにかしている最中に記憶したことを思い出す、ごく短期間の「作業記憶」が困難です。話をしているうちに、最初に話したことを忘れてしまうことがあります。また、シングルレイヤー思考で頭のなかがマインドマップ状態になっているため、内容を上手に整理しながら話すことも苦手です。このため、人と会話をしながらなにを話しているのかわからなくなったり、頭が真っ白になって言葉に詰まったりしがちです。

こうした状況を避けるには、キーボードが有効なツールになります。キーボードを打ちながら会話すれば、話したことを見ながら話せます。頭のなかに散乱している思考を文字に「外在化」できるので、落ち着いて自分の考えを推敲できるというメリットもあります。

ヒューマノイドなどのロボットの進化は、私たちに「人とはなにか」という問いを投げかけました。それにともない、定型発達とは異なる感覚や認知をもつＡＳＤについての知見も深まり、ＡＩ技術によって両者の差異を埋めながら対話する方法が見えてきたのです。今後もロボットとの対話がＡＳＤの人の社会性の改善につながると期待されています。

最新研究

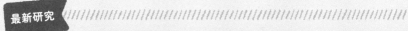

ロボットを使った会話のトレーニング

ロボットを発達障害の治療の現場に導入することで、
ASD の人のコミュニケーションのしくみがわかり、
スムーズに意思疎通をはかる方法が見えてきました。

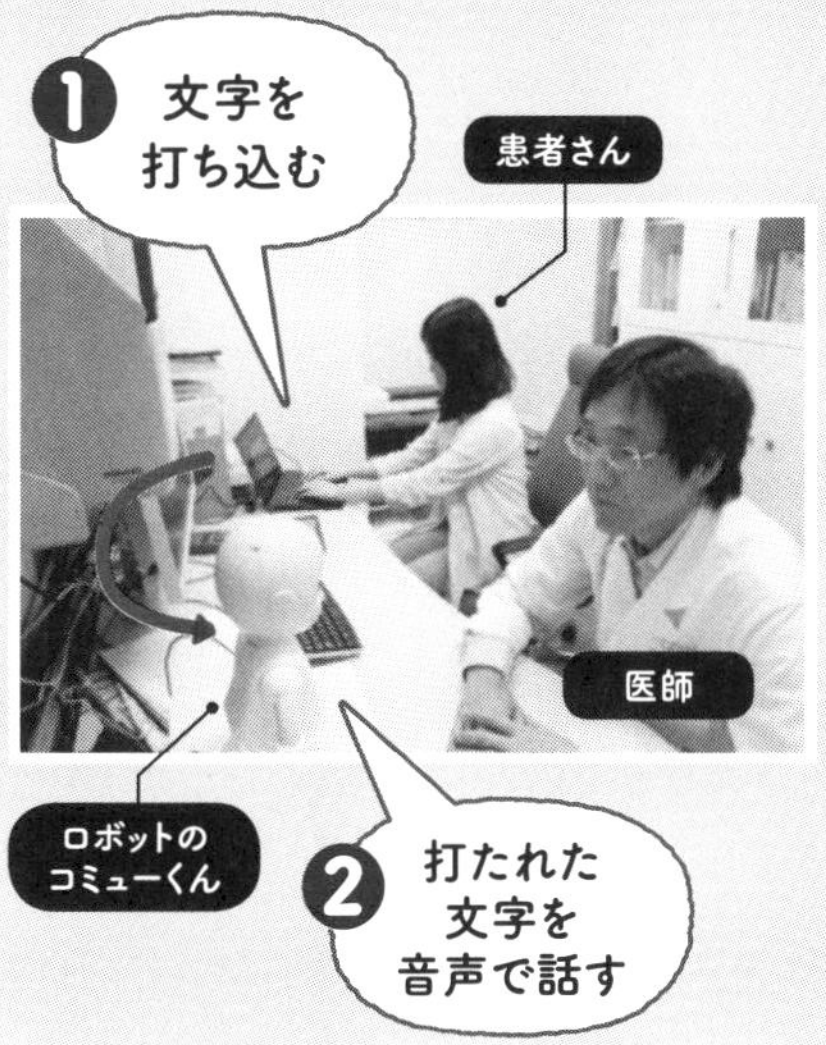
1 文字を打ち込む
患者さん
医師
ロボットのコミューくん
2 打たれた文字を音声で話す

ASDの人の言いたいことをロボットが代弁する

キーボードで言いたいことを推敲しながら、ロボットを自分のアバターとし、代弁させる。相手を見る必要がなく、自分の考えを自分のペースで視覚化でき、スムーズに会話できる。

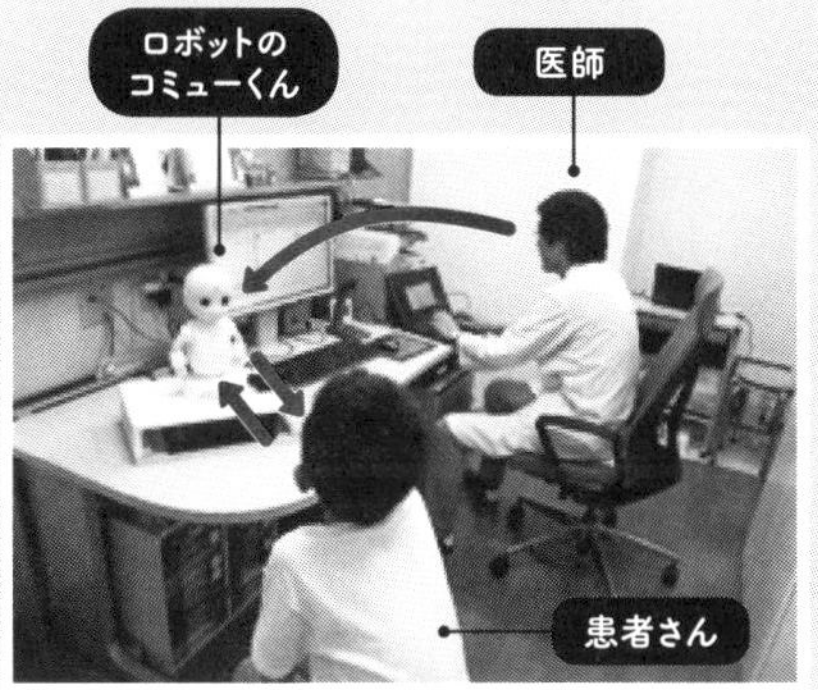
ロボットのコミューくん
医師
患者さん

医師の質問に対して、ロボットに答える

医師がロボットを介して質問を投げかける。ASD の人は、医師ではなく、ロボットに向かって考えを言葉にする。目を見て話せるようになり、思いやりや感情も生まれやすい。

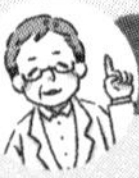

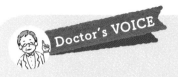

Doctor's VOICE

あいさつ、ほめ言葉……そのひと言と笑顔で関係が変わる

定型発達の人が話しかけやすくなる

視線が怖いからといって、人の顔も見ずに無表情でいると、周囲から敬遠されてしまいます。

いい関係を築くには、意識して話しやすさを演出しましょう。

大切なのは笑顔です。表情筋は使わないと硬くなります。日頃から筋肉をほぐし、自然に笑えるようにしておきましょう。

相手の顔を見て、明るい声であいさつしながら笑顔を見せるだけで好感度は上がるものです。笑顔には自律神経も整える効果があることがわかっています。

また、相手を配慮することも忘れずに。「お手伝いすることありますか」「いま、質問してもいいですか」と、相手の立場を気づかう言葉をかけましょう。

上手にできなくてもいいのです。相手を尊重し、大切に思っているという姿勢さえ伝われば、相手もあなたのことを大切に思ってくれるようになります。

上司や年上の人へのほめ言葉選びに注意！

ほめ言葉も人間関係の重要な潤滑油です。人はほめられれば喜び、ほめてくれた人にいい印象をもちます。なるべく人のいいところを探してほめましょう。

ただし、目上の人をほめるときには注意が必要です。

「ほめる」には、評価と尊敬のふたつの意味があります。このうち、目上の人に評価を伝えるのはとても失礼です。上司に「いいプレゼンでしたね」などと言えば、「上から目線」と不機嫌になるでしょう。

目上の人には「勉強になりました。ありがとうございます」と、尊敬と感謝の気持ちを合わせて伝えるようにします。

Part 4

働き方を迷っているなら

社会資源を活用し、安心して働ける場所を見つける

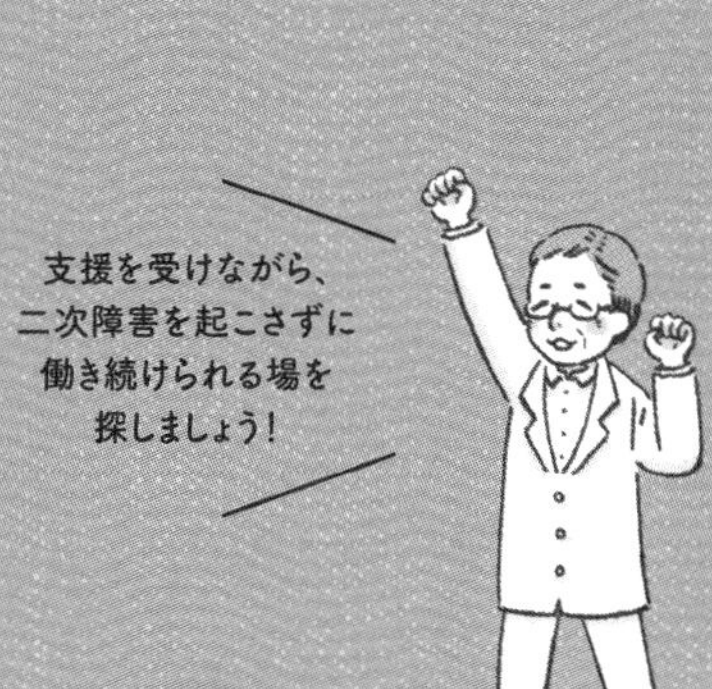
支援を受けながら、
二次障害を起こさずに
働き続けられる場を
探しましょう！

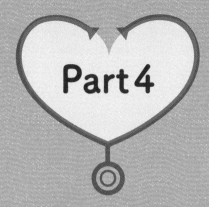

持続可能な働き方をするため、ASDの仕事への影響を把握する

ルールにそって進められる仕事がベスト

自閉スペクトラム症（ASD）の人に向くのは、法務や経理などルールやマニュアルが明確な仕事。視覚優位なので、設計やデザイナーも適しています。

一方、対人スキルが必要な接客・営業や、過度にプレッシャーのかかる仕事は向きません。社風や職場の環境とのマッチングも重要です。

例えば

向いている	向いていない
●法務・情報管理 ●経理・財務	●接客業務 ●営業業務
●コンピューター・プログラマー ●ネットワークエンジニア	●セールスエンジニア
●研究者 ●アナリスト ●技術者	●教師
●設備整備	●ウェイター
●製品管理	●レジ打ち

ルールにのっとって遂行する、かつコミュニケーションが少ない裏方の職種。

コミュニケーションが必須。相手や状況に臨機応変な対応が要求される職種。

自分の就労状況をきちんと把握する

いまの仕事がつらかったり、仕事選びで迷ったりしている人は、自分と仕事の関係を整理してみましょう。仕事が行き詰まる要因は、職務のハードスキルだけでなく、体調や人間関係、仕事の進め方や理解者の存在などソフトスキルやライフスキルが関わっていることが多いものです。

職務や環境が、自分には負担がかかりすぎるものではないかをチェックし、持続可能な働き方を考えましょう。

チェックしてみよう

現在、仕事ができる状態にあるのか、ASDが仕事をするときにどれだけ影響しているのか、チェックしてみよう。

A 健康維持

- □定時に起きて行動するのが難しい
- □1日3食決まった時間に食事をとるのが難しい
- □風邪や腹痛などに自分で気づくことができない
- □つねにやりすぎて、ぐったり疲れてしまう
- □体力がなくて、毎日仕事することができない

☑の数　　　個

B 対人関係

- □あいさつするのが苦手
- □敬語をうまく使うことができない
- □他人と目を合わせるのが難しい
- □自分から他人に話しかけるのが難しい
- □会話を続けることが難しい

☑の数　　　個

C 職務の遂行

- □仕事の内容、手順がわからないことがある
- □業務時間内に仕事を終えることが難しい
- □作業に集中するのが難しい
- □ミスや間違いが頻発する
- □同僚や上司に助けを求めることができない

☑の数　　　個

D 仕事の予定・やり方

- □仕事の予定がはっきりしないことが多くて困っている
- □仕事のルールがコロコロ変わるのでつらい
- □仕事が立て込むと焦ってしまう
- □予定外のことが起こるのが苦手
- □自分のやり方がベストだと思っている

☑の数
個

E パニック・怒り・不安

- □感情がすぐ表に出てしまう
- □予定外のことが起こるとパニックにおちいる
- □一度怒り出すと、止められない
- □一度不安になると、数日引きずってしまう
- □過去のいやなことをくり返し思い出してしまう

☑の数
個

F 休憩・リラックス

- □いつも緊張状態にある
- □自分の裁量で休憩をとることができずつらい
- □どうやって緊張をといていいかわからない
- □家族や友達とは仕事の話をしない
- □休日も仕事のことで頭がいっぱい

☑の数
個

G ASDの理解者

- □ASDであることを社内に公にしていない
- □社内にASDについて相談できる人がいない
- □上司や先輩と話すのが難しい
- □人事・総務の部署で相談できる担当者がいない
- □社外にも仕事について相談できる人がいない

☑の数
個

H 職務上の問題点

- □困ったことがあってもがまんしてしまう
- □どうしたら働きやすくなるかわからない
- □苦手なことばかりやらされて、つらい
- □自分の力を発揮できていない
- □誰かと交渉するのが難しい

☑の数
個

円グラフにしてみよう

ASD の特性が、自分の職務にどう影響しているのかを見るために、チェックした個数を書き込み円グラフにしてみよう。

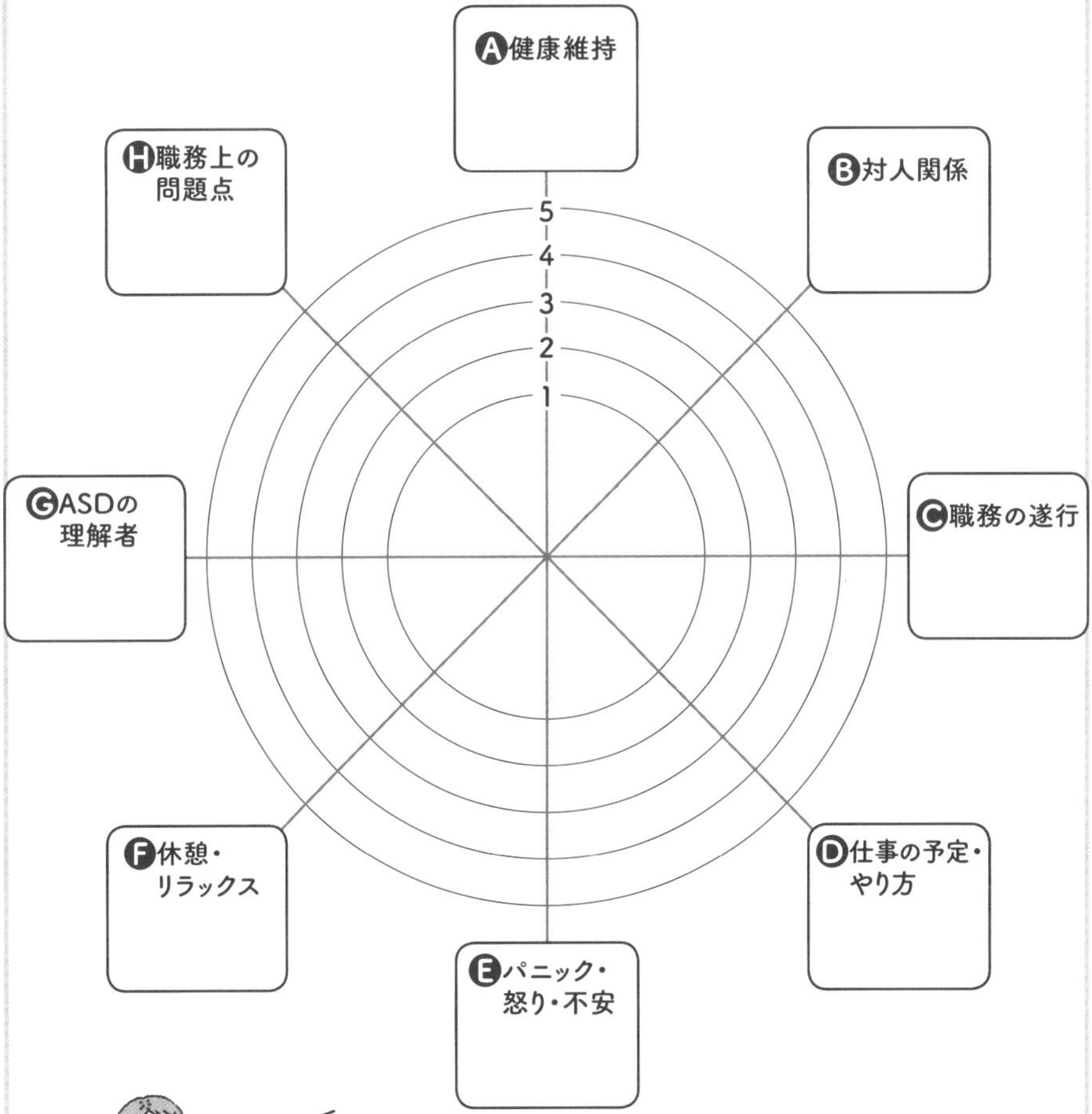

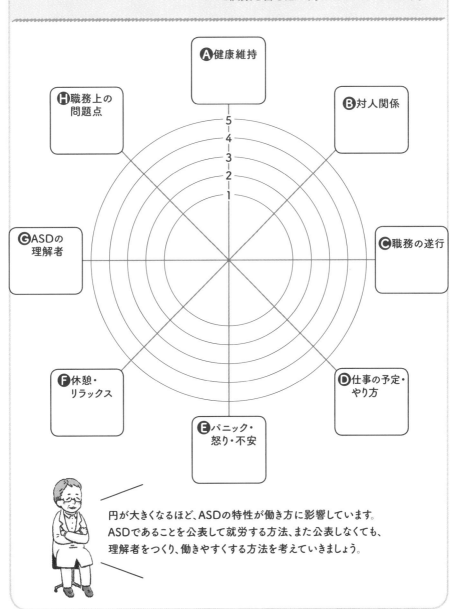

円が大きくなるほど、ASDの特性が働き方に影響しています。
ASDであることを公表して就労する方法、また公表しなくても、
理解者をつくり、働きやすくする方法を考えていきましょう。

オープン就労・クローズ就労

ＡＳＤの影響が強いなら オープン就労も考えて

知的レベルが高く、高学歴のＡＳＤの人も珍しくありません。けれども、コミュニケーションやライフスキルの問題で就労がうまくいかず、二次障害を引き起こす人がいます。

ＡＳＤの離職はソフトスキルが問題

知的レベルの高いＡＳＤの場合、論理的かつマニュアル通りに完璧に仕事をしようとします。仕事そのものの能力「ハードスキル」には長けています。

一方で問題となるのが、職務遂行のための能力「ソフトスキル」です。臨機応変に上司と連絡できず叱られたり、口頭で指示されたことを忘れたり、コミュニケーションがうまくとれず社内で孤立したりします。

また、職場の音やにおい、室温などに過敏に反応し、仕事に集中できず、ミスをして評価を下げてしまう人もいます。

オープン就労

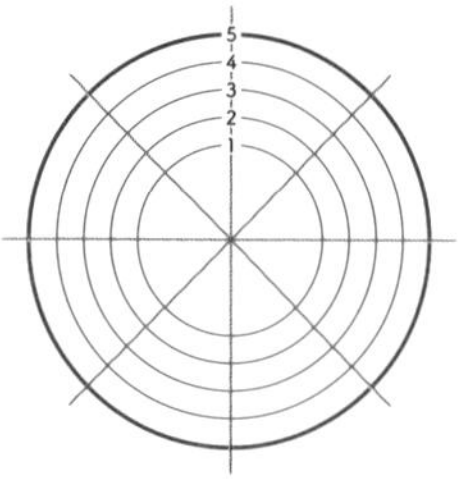

ASD の影響が大きい

メリット	デメリット
●ASD であることを隠さなくてもいい。	●就労できる職種が限られている。
●通院や勤務時間中の服薬への配慮がある。	●キャリアアップは難しい。
●職務内容や勤務形態への配慮がある。	●クローズ就労より給料は低い。
	●職場で同等に扱ってもらえないことがある。
	●友人などには言いづらい。

米国で行われた調査では、ＡＳＤの離職理由の8割以上が、ハードスキルではなくソフトスキルの問題だったと報告されています。

何回仕事を変えても、根本的な原因を解決しなければ、職場に定着することはできません。なかには、離職や失業のストレスから、うつなどの二次障害を引き起こしてしまうケースもあります。

これを防ぐには、その仕事や職場が自分に適しているのかを見直す必要があります。まずは自分の興味関心事、性格や特性、得意・不得意を整理して自己理解を深め、現在の仕事とマッチングしてみましょう。課題が仕事そのものでなく、ＡＳＤの特性によるトラブルや職場環境にある場合には、周囲の理解や配慮で改善できる可能性があります。

ASDを公表したうえで働くオープン就労

ＡＳＤの就労は、公表して働くオープン就労と、公表せずに働くクローズ就労があります。いずれの場合にも、まず地域の発達障害支援センターに相談してみることをお勧めします。

オープン就労のよさは、特性に配慮してもらえるため、ストレスを軽減できることです。一方、職種が限られ、一般に賃金も低くなります。

企業は障害者雇用率制度により、一定以上の障害者雇用が義務化さ

クローズ就労

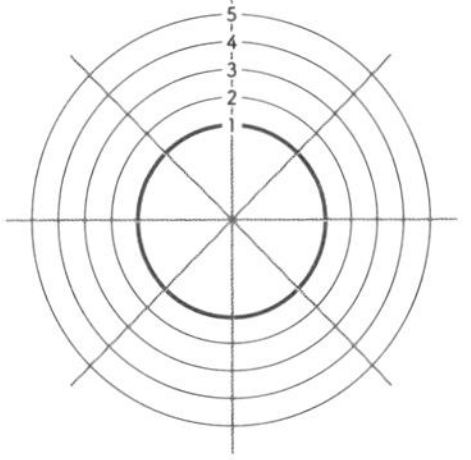

ASD の影響が小さい

メリット	デメリット
●たくさんの仕事のなかから選べる。 ●キャリアアップが望める。 ●オープン就労よりも給料が高い。	●ASD であることを隠さなくてはならない不安がある。 ●通院や勤務時間中の服薬への配慮がない。 ●定型発達の人と同じ働き方を求められ、負担が大きい。 ●職務内容への配慮がない。 ●人間関係などでつまずきやすい。

れています。知的障害のないＡＳＤの場合、「精神障害者保健福祉手帳（Ｐ92）」を取得すると、この制度で就職できます。

ただし、この制度は身体障害者向けの労働内容が多く、ＡＳＤを対象とした仕事は多くありません。就労支援機関を活用し、受け入れ態勢の整っている企業を探します。

クローズ就労でも合理的配慮で協力を得る

クローズ就労は職種を選べ、給料も比較的高いメリットがあります。一方、自分の特性を理解し、自ら対策を講じなくてはなりません。頑張りすぎて二次障害を併発したり、対人関係が悪化したりすることもあります。たとえクローズ就労であっても、自分の苦手分野を周囲に理解してもらい、合理的配慮を求めることは大切でしょう。

合理的配慮とは、周囲の人が個人の特性に合わせて配慮することです。例えば口頭の指示が記憶できない人には書面で指示し、聴覚が過敏な人には耳栓の使用を認めるなどの配慮ができます。国連の障害者権利条約では、障害者に合理的配慮をしないことは差別であると定めています。異なった特性の人が定型発達の人に無理して合わせるのではなく、互いに理解し、配慮する社会の姿が求められています。

困ったらまず、発達障害者支援センターへ

都道府県や指定都市には、発達障害者支援センターが設置されています。発達障害児の生活や教育面、福祉制度の利用法等の相談に応じるだけでなく、発達障害者の就労に関する相談や助言、労働関係機関と連携した情報提供など、幅広いサポートを行っています。電話相談も受けつけているので、困ったときにはすぐ、地域のセンターに相談しましょう。

●相談窓口の情報　http://www.rehab.go.jp/ddis/相談窓口の情報/

ASDの人のおもな就労先

従業員 45.5 人以上の会社であれば、障害者雇用の義務があり、
国からの助成があります。しかし、実際には人員面の問題があるため、
オープン就労を行うのはおもに大企業です。

大企業（クローズ就労・一般枠）

高レベルで力を発揮できる得意分野がある人向き

就職活動で臨機応変な会話力や説明力が求められるうえ、入社後も人事異動や転勤があるため、環境の変化や複雑な人間関係がストレスとなりやすい。得意分野で高度な能力を発揮し、特化した部署で働ける人に適している。

中小企業（クローズ就労・一般枠）

コミュニケーションスキルや段取り力、柔軟性が必須

大企業よりやや入社のハードルは低いが、就職活動でコミュニケーションスキルが問われるのは同じ。ひとりで複数の職務を任されることが多く、段取り力や柔軟性が必要。得意分野に特化した部署で働けるかどうかがカギ。

大企業（オープン就労・障害者枠）

精神障害者保健福祉手帳の取得が必要

職種は限定されるが、職務や環境に配慮してもらえる。精神障害者保健福祉手帳の取得が必要。就労支援機関を利用し、ASD の受け入れ態勢が整備された企業を探すとよい。

- 軽作業
  運送、清掃、包装などの比較的単純な仕事。
- 事務補助
  データ入力や電話対応などさまざまな事務の仕事。

【 特定子会社 】

大企業が障害者の受け入れを促進するために、特別の配慮をして設立した子会社。都内中心に 400 社近くある。

福祉的就労

支援を受けながら、一般就労を目指す

就職して働くことが難しい人のために、企業が就労の機会を提供する福祉サービスのひとつ。雇用契約を結ぶ A 型と、雇用契約を結ばない B 型がある。一般就労への移行が目的だが、実際に移行する人は多くない。

- 就労継続支援 A 型
  一般企業への就労が困難な人向け。
  雇用契約を結んだうえで就労するが賃金は安い。
- 就労継続支援 B 型
  就労に課題が多い人向け。
  雇用契約は結ばずに就労の機会が与えられる。訓練的な面が強い。

社会資源の活用

社会の受け入れ態勢が変われば就労先も増える

２００４年に発達障害者支援法が施行されて発達障害の定義が明確となり、知的障害のないＡＳＤなども支援の対象となりました。２０１６年には法改正され、支援が社会の責務であると明記されました。

発達障害者支援法によって世のなかが変化

具体的には発達障害者支援センター（Ｐ90）の設置が自治体に義務づけられ、医療や福祉、教育、労働などの諸機関が連携し、支援にあたる態勢が整えられるようになりました。

発達障害者支援のひとつが障害者手帳です。知的障害がある場合には療育手帳を申請できますが、知的障害のないＡＳＤの場合、精神障害者保健福祉手帳が申請できます。取得すると、税控除や鉄道・バス・タクシーなどの運賃割引、公共料金の割引などが受けられます。

医師に診断書をもらい、市町村の窓口で申請します。最終的に精神保健福祉センターで審査され、交付されます。手帳があれば、企業の障害者雇用枠で働くこともできますが、クローズ雇用を希望する場合には、企業に伝える必要はありません。

発達障害に特化した職業リハビリテーションも

就労支援はハローワークでも行っています。13地域のハローワークには発達障害者に特化した部門があり、精神保健福祉士などが「発達障害者雇用トータルサポーター」として職業カウンセリングやジョブマッチング、職場適応支援などの職業リハビリテーションを実施しています。

また、34歳以下の求職者で、ＡＳＤなどのために対人関係が困難で不採用や離転職をくり返している人には、「若年コミュニケーション能力要支援者就職プログラム」もあります。地域障害者職業センターなどの専門支援機関を紹介し、職業準備支援（12週間程度）を行います。

希望しない人には、就職支援ナビゲーターが個別カウンセリングや対人技能トレーニング、同行、事業所見学を行い、本人の特性についての気づきを促しながら就職をサポート。専門支援機関も紹介してくれます。

こうしたサポートは、クローズ就労を希望する人でも受けられるので、ハローワークの窓口で相談してください。

IPS（個別就労支援プログラム）で定着率がアップ

IPSは、90年代に米国で開発されたプログラム。生活・医療・就労の専門家が連携し、障害者の就労支援にあたります。従来、就労は「治療とじゅうぶんな訓練を終えてから」という考えが一般的でしたが、IPSでは本人の希望次第で治療しながら働き、働きながら技能習得を行います。

欧米ではIPSで職場の定着率が上がったという報告もあり、支援態勢の整備と仕事による充実感がいい効果をもたらすと見られています。

さまざまな就労サポート

《 まず自力でやるべきこと 》

・自分の ASD の特性と、得意なこと、不得意なことを整理する。
・希望する職種や業界の基本的な情報を調べる。

ASD の診断が下っているなら

●医療機関に相談する

就労の悩みは、ASD の二次障害につながることが多い。主治医や医療関係者に、就労の悩みも相談。

●発達障害者支援センターとつながる

個別に相談できる（P90）。各種労働関係機関の情報を提供。状況に応じてスタッフが就労先を訪問し、障害の特性や就業適性に関し、作業工程や環境の調整を行う。

すぐに仕事を探したい＆転職したいなら

●ハローワークの相談窓口に行く

就職支援ナビゲーター

ASD と診断が下っている人だけでなく、診断が下っていなくても、自分にその特性があると気になっている 34 歳以下の休職中の人であれば頼ることができる。

発達障害者雇用トータルサポーター

精神保健福祉士や臨床心理士が担当する。カウンセリングや就職のための準備プログラムを受けることができる。事業主に対する相談援助なども実施している。

就労前にトレーニングなどを受けたいなら

●地域障害者職業センター

ハローワークとの連携をはかり、職業評価、職業準備支援、職場適応支援などの発達障害の人への専門的な各種職業リハビリテーションを実施。また、職場適応援助者（ジョブコーチ）が、職場に出向き、専門的な支援、職場適応のための環境調整などを行う。

●障害者就業・生活支援センター

雇用、保健、福祉、教育などの地域の関係機関とネットワークをつくり、地域の就業や生活に関する相談・支援を行う。

おわりに

これまでASDの人のコミュニケーション障害には根本的な解決策はなく、マニュアル対応で個別トラブルを改善していくしか方法はないといわれてきました。

しかし私は、この問題の根幹に「定型発達の人との情報処理の様式の違い」があると考えてきました。大多数のASDの人たちは、視覚を優先的に用い、情報を処理します。しかも鮮明な3D映像のように記憶する人が多く、それゆえいやなことがトラウマ化しやすいのです。また、情報を概念化することが苦手で、要点を押さえて即時に理解することができません。情報は頭のなかに散在するため、会話中の話題の転換についていけなかったり、口ごもってしまったりするのです。視線ベクトルへの恐怖と感覚過敏で、目を合わせることができないのも、社会性の発育の妨げになっています。

本書では私がふだんASDの人に指導している「第三者視点をもつ」状況認識の方法などを具体的に紹介しました。実際にクリニックでは、ASDの子どもに向けてAIやロボットを使って指導しています。

いま、大阪大学石黒研究室、産業技術総合研究所生活機能ロボティクス研究チーム、国立精神・神経医療研究センター精神保健研究所などと協同研究を進めています。ASDの問題を「認知情報処理と出力の障害」と考えれば、コミュニケーション障害を改善できる日が来る。そう信じています。

宮尾益知（みやお・ますとも）

小児精神神経科医・医療法人社団益友会理事長・どんぐり発達クリニック院長。医学博士。東京生まれ。徳島大学医学部卒業。東京大学医学部小児科、自治医科大学小児科学教室、ハーバード大学神経科、国立研究開発法人国立成育医療研究センターこころの診療部発達心理科などを経て、2014年にどんぐり発達クリニックを開院。専門は発達行動小児科学、小児精神神経学、神経生理学。おもな書籍に『発達障害の治療法がよくわかる本』『発達障害の親子ケア』（講談社）、『夫がアスペルガーと思ったときに妻が読む本』『発達障害の人の「私たちの就活」』（河出書房新社）、「旦那さんはアスペルガー」シリーズ（コスミック出版）、『この先どうすればいいの？　18歳からの発達障害』『アスペルガータイプの夫と生きていく方法がわかる本』（大和出版）など多数。

●どんぐり発達クリニック　http://www.donguri-clinic.com
●オーク発達アカデミー　http://oak-dev-academy.jp

［写真提供］
どんぐり発達クリニック（P81）

［参考資料］
『アスペルガーの人はなぜ生きづらいのか？　大人の発達障害を考える』米田衆介著（講談社）
『大人の自閉症スペクトラムのためのコミュニケーション・トレーニング・マニュアル』（星和書店）
「自閉症スペクトラム症者へヒュマノイドロボット研究の今後の課題」宮尾益知
『14歳からの発達障害サバイバルブック―発達障害者＆支援者として伝えたいこと』難波寿和著（学苑社）
「女性の発達障害の基礎と理解」宮尾益知
『どうして、すれ違ってしまうの？　「空気が読めない夫と突然キレる妻」の心理学』滝口のぞみ著（大和出版）
『発達障害の子のためのハローワーク』鈴木慶太＋飯島さなえ監修、TEENS執筆チーム編著（合同出版）

心のお医者さんに聞いてみよう
対人関係《たいじんかんけい》がうまくいく「大人《おとな》の自閉《じへい》スペクトラム症《しょう》」の本《ほん》
正しい理解と生きづらさの克服法

2020年11月30日　初版発行
2023年９月13日　２刷発行

監修者………宮尾益知《みやおますとも》
発行者………大和謙二
発行所………株式会社大和出版
東京都文京区音羽1－26－11　〒112－0013
電話　営業部03-5978-8121／編集部03-5978-8131
http://www.daiwashuppan.com
印刷所‥‥信毎書籍印刷株式会社
製本所‥‥株式会社積信堂

本書の無断転載、複製（コピー、スキャン、デジタル化等）、翻訳を禁じます
乱丁・落丁のものはお取替えいたします
定価はカバーに表示してあります
© Masutomo Miyao　2020　　Printed in Japan
ISBN978-4-8047-6360-6